GÜTERSLOHER
VERLAGSHAUS

Ulrich Buchner

Wenn IRRE IRREN ärzte werden

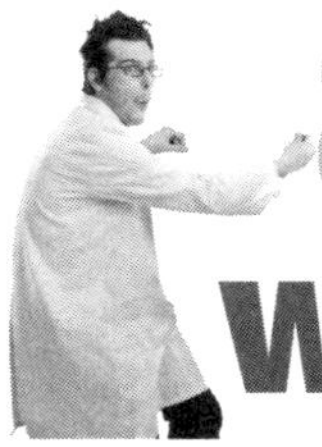

Hinter den Kulissen der Psychotherapie

Gütersloher Verlagshaus

Bibliografische Information der Deutschen Nationalbibliothek

Die Deutsche Nationalbibliothek verzeichnet diese Publikation in der Deutschen Nationalbibliografie; detaillierte bibliografische Daten sind im Internet über http://dnb.d-nb.de abrufbar.

FSC
www.fsc.org
MIX
Papier aus verantwortungsvollen Quellen
FSC® C005833

Verlagsgruppe Random House FSC-DEU-0100
Das für dieses Buch verwendete FSC-zertifizierte Papier *Munken Premium Cream* liefert Arctic Paper Munkedals AB, Schweden.

1. Auflage

Coverfoto: © konradbak – Fotolia.com
Druck und Einband: Těšínská tiskárna, a.s., Český Těšín
Printed in Germany
ISBN 978-3-579-06695-0

www.gtvh.de

Inhalt

Vorwort

Im Jahr 1968 veröffentlichte der französische Philosoph und Schriftsteller Jean-Paul Sartre in der Zeitschrift *Les temps modernes*, zu deren Gründern er zählte, einen Tonbandmitschnitt, der ihm kurz zuvor zugestellt worden war. Ein junger Mann, der sich seit seinem 14. Lebensjahr einer psychoanalytischen Behandlung unterzogen und diese mit 28 Jahren mangels Erfolg beendet hatte, tauchte drei Jahre später mit einem Tonband »bewaffnet« bei seinem ehemaligen Psychoanalytiker auf und drehte den analytischen Prozess einfach um! Er schaltete das Tonband ein und unterzog den Analytiker einer Analyse. Dieser Dialog endete damit, dass sich der Psychoanalytiker nicht nur psychisch, sondern auch physisch bedroht fühlte. Er warf seinem ehemaligen Klienten immer wieder vor, dass der ihm Gewalt antun wolle, dabei wollte dieser doch nur reden. Die Aufnahme endete damit, dass der Psychoanalytiker die Polizei rief!

Ein Arzt und Psychotherapeut, dessen Aufgabe darin besteht, Menschen durch seine Methode zu helfen, fühlt sich **körperlich** bedroht, sobald er selbst mit dieser Methode behandelt wird!

Wie kann das sein? Ist es überhaupt eine Heilmethode, wenn sie in Wirklichkeit gar nicht heilt, sondern den Klienten immer nur glauben lässt, er befände sich auf dem Weg der Besserung? Letztendlich wird aber nichts besser; höchstens vielleicht das Verständnis des Klienten für die Heilmethode des Therapeuten. Kann man das so sehen?

Dieser Frage will dieses Buch nachgehen und dabei den gesamten Prozess der Psychotherapie – vom Suchen und Finden eines Therapeuten über die verschiedenen Methoden der

Therapie bis hin zum tatsächlichen Therapieverlauf und dem Ende desselben – der These unterwerfen, dass der Klient, je weiter er sich innerhalb dieses Prozesses befindet, sich desto mehr seinem Therapeuten und dessen Methode ausliefert. Kurz gesagt: dass er sich selbst dabei selber immer mehr verliert und zum Objekt der Therapie wird.
Natürlich werde ich mich auch mit der Frage befassen, inwieweit das gewollt ist oder quasi als »Fehler« tief im *System Psychotherapie* angelegt ist, wie es heute im Gesundheitswesen der Bundesrepublik Deutschland praktiziert wird.

Das Konzept des Buches

Ungefähr 900.000 Deutschen wird jährlich eine Psychotherapie empfohlen, ca. 300.000 davon beginnen eine. Nicht mitgerechnet sind dabei diejenigen, die »nur« nach einer gelegentlichen psychologischen Beratung, einer Eheberatung oder Paartherapie oder einem Coaching suchen. Die meisten von ihnen werden dabei zum ersten Mal mit jenem Psycho-Dschungel konfrontiert, in dem sich zahlreiche ähnliche, aber auch unterschiedliche Berufsbezeichnungen, Hunderte von Therapie- und Beratungsformen sowie unterschiedliche Abrechnungsmodalitäten tummeln.

Kein Mensch, der sich nicht ausführlich mit dem Thema »Psychotherapie« befasst, kann auch nur den Hauch eines Durchblicks haben, was sich in diesem Dschungel alles verbirgt. Dieses Buch will unter einer provokanten Prämisse einen verständlichen Beitrag zur Aufklärung leisten.
Interessanterweise gibt es jede Menge Ratgeber zu den Themen »Psychologie« und »Psychotherapie«, aber meines Wissens keinen einzigen, der einen Einblick gibt in die Zu-

sammenhänge zwischen den einzelnen Berufsgruppen, eine Auflistung, wer was macht und machen darf, wer sich wie nennen und wie und mit wem abrechnen darf, oder wie die einzelnen Berufsgruppen miteinander umgehen und sich ihre Geschichte entwickelt hat.

Nur ein Einblick in diese Zusammenhänge lässt aber Max oder Martina Mustermann ggf. die Augen aufgehen und kann ihnen klarmachen, warum auf diesem Gebiet so wenig Transparenz herrscht. Der Mangel an Aufklärung hat natürlich seine Gründe: Ähnlich wie Ärzte es nicht wollen, dass ihre Patienten genau informiert werden über ihr Abrechnungsverhalten – sprich, wie viel genau welche Behandlung kostet –, mögen es Psychotherapeuten nicht, wenn ihre Klienten versuchen, einen Blick hinter die Kulissen ihrer Arbeit zu werfen. Ärzte und Psychologen sehen sich nach wie vor als Fachleute für die körperliche bzw. psychische Gesundheit des Menschen und genießen diesen Status durchaus. Somit haben die Berufsgruppen der Psychotherapeuten ein Interesse daran, ihr »Herrschaftswissen« für sich zu behalten. Den Klienten von Anfang an kleinzuhalten, macht dies leichter.

Der Klient steht somit vor einer Vielzahl an Berufsbezeichnungen und Therapieformen, die es ihm letztendlich unmöglich macht, eine rasche Entscheidung darüber zu treffen, welche Methode für ihn die beste ist und welcher Therapeut der geeignetste. Hierin liegt bereits ein erster Schritt zu einer Objektivierung des Klienten.

Die meisten Klienten nehmen den erstbesten Therapeuten, der ihnen möglichst zeitnah einen Termin anbietet. Von dem werden sie dann in die große Thematik »Psychotherapie« eingeführt. Kritische Klienten fragen dann vielleicht einmal nach dem Hintergrund ihres Therapeuten: Welche Ausbildungen er hat oder welche anderen Verfahren es überhaupt noch gibt und wie deren Vorgehen ist. Die meisten geben sich aber sofort der Therapie hin und scheitern somit schon an der ersten Hürde zu einer **wirklich** kritischen Auseinandersetzung mit dem Thema. Damit ist dann der zweite Schritt zu ihrer Objektivierung vollzogen.

Sie begeben sich in die Hände – oder soll man sagen, »unter die Fuchtel«? – eines Therapeuten, der ihnen mit seinem speziellen Wissen den Weg aus ihren Problemen weisen soll – und sie dabei häufig noch tiefer in den Schlamassel hineinzieht. Oftmals bleibt dem Klienten gar nichts anderes übrig, als dem Therapeuten Folge zu leisten – sei es, ein Traumtagebuch zu führen, sich seinen Ängsten konfrontativ und absichtlich auszusetzen oder sich zu fragen, ob er sich gerade in seinem »Kind-Ich-Zustand« oder doch dem »Erwachsenen-Ich-Zustand« befindet. Der Klient wird damit zum Komplizen des Glaubenssystems des Therapeuten – und somit zum Objekt. Wehrt er sich gegenüber dem Therapeuten, wird er oft als »therapieresistent« bezeichnet, dessen Widerstände überwunden – oder doch eher: »gebrochen« – werden müssen; ansonsten folgt die Drohung des Therapeuten, ihn nicht mehr weiterzubehandeln. Unterwirft sich der Klient dem Therapeuten nicht, bleibt ihm nur noch der Therapieabbruch und damit in der Regel das Problem, dass seine Krankenkasse die Kostenübernahme einer weiteren Therapie erst wieder nach zwei Jahren bewilligt.

Dieses Buch will ein bisschen zur Rodung jenes Dschungels beitragen, an dessen Eingang sich ein ganz normaler Klient zu Beginn einer Therapie immer wieder findet. Das Motto lautet: »Achtung Psychotherapie! – Wie Klienten zu Objekten werden«. Dazu betrachte ich zunächst die Rahmenbedingungen von Psychotherapie, also: Welche Berufsbezeichnungen gibt es, welche

Ausbildungen stehen dahinter, wer darf was wie mit wem machen? Auch die gesetzlichen Regelungen zum professionellen Heilen werden angesprochen. Es geht also um die Zusammenhänge und Entwicklungen, aus denen sich – wie ich darlegen werde – durch Verbindung mit einer gockelhaft verteidigten Machtposition der einzelnen Berufsgruppen gegenüber den Klienten eben jenes undurchsichtige Konstrukt gebildet hat. Dabei beschäftige ich mich auch mit der Frage, was »Psyche« eigentlich ist und wie sie in der therapeutischen Praxis behandelt wird. Aus den historischen Zusammenhängen, die dem Leser durchaus ein Schmunzeln oder auch eine Portion Wut hervorzaubern dürften, ergibt sich dann nahezu wie von selbst die erste Konsequenz zur Verdinglichung des Klienten.
Für »Eilige« gibt es eine kurze Zusammenfassung, in der die einzelnen Berufsbezeichnungen jeweils mit einem Satz beschrieben werden.

Im zweiten Teil werde ich das Thema »Psychotherapie« als solches, also den eigentlichen therapeutischen Prozess, betrachten. Welche Berufsfelder dürfen mit den Krankenkassen abrechnen, welche nicht? Was sind die Vorteile einer Kassenbehandlung, was sind die Nachteile?
Ich werde beschreiben, wie eine Therapie im Rahmen der Kassenzulassung, aber auch außerhalb, abläuft, welche Pflichten Therapeuten haben und welche Rechte die Klienten schützen, ehe ich die gängigsten Therapieformen kurz vorstelle. Auch hierbei wird schnell deutlich, wie der Prozess der Objektivierung des Klienten ganz von selbst voranschreitet und dieser sein eigenständiges kritisches Denken immer mehr verliert. Worin die Ursachen hierfür liegen, werde ich ebenfalls untersuchen.
Natürlich gebe ich hier auch einen ersten Einblick in die gängigsten therapeutischen Verfahren wie etwa Psychoanalyse,

Kognitive Verhaltenstherapie, Gesprächstherapie etc. Nein, ich werde nicht alle beschreiben, sondern nur die gängigsten – insgesamt gibt es mehr Therapieformen, als es Tage im Jahr gibt, nämlich über 500. Und Sie können sich sicher sein – ich kenne sie auch nicht alle!
Ich werde auch versuchen, die Frage zu beantworten, welche Therapien für welche psychischen Probleme geeignet sind und welche nicht – und natürlich die Gretchenfrage für alle Ratsuchenden: Wie finde ich einen guten Therapeuten? (Ja, trotz meiner These gibt es tatsächlich hervorragende Therapeuten!)

Den Abschluss bildet ein kleiner psychologischer »Alltagsratgeber«, in dem ich zahlreiche Tipps gebe, was Menschen vorbeugend tun können, um sich ihre psychische Gesundheit zu bewahren – sowohl innerhalb einer Therapie als auch im alltäglichen Leben: »Wie bleibe ich psychisch gesund?« und »Wie beuge ich psychischen Problemen vor?«. Kleine, simple, aber auch umfangreichere Tipps, wie Sie psychisch stabil, selbstbewusst und zufrieden sein können.

Bevor ich nun anfange, möchte ich noch kurz erwähnen, dass ich mich entschlossen habe, bei den Berufsbezeichnungen sowie beim Begriff »Klient« jeweils bei der männlichen Schreibweise zu bleiben – einfach, weil es sich meiner Meinung nach leichter liest als die Doppelbezeichnung Therapeut/Therapeutin. Ich hätte mich sicher auch für die weibliche Schreibweise entscheiden können, die männliche erscheint mir jedoch schlicht eingängiger – weil gewohnter. Die Hardcore-Feministinnen mögen mir verzeihen.

Legen wir also los!

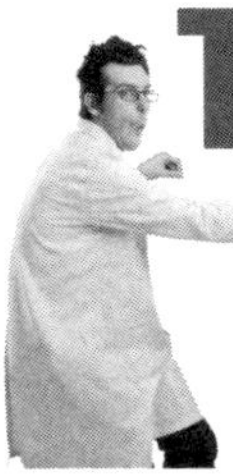

Teil 1

Wie der Dschungel entstanden ist – Historischer Hintergrund und die heutigen Rahmenbedingungen der Psychotherapie

Um einen Eindruck zu geben von dem Begriffswirrwarr der Berufsbezeichnungen, stelle ich mich zunächst einfach einmal selbst vor:
Ich habe Psychologie studiert, bin also Diplompsychologe, praktiziere Psychotherapie, bin aber kein Psychotherapeut, weder ein ärztlicher noch ein psychologischer. Ich bin kein Psychiater und auch kein Psychoanalytiker. Ich arbeite verhaltenstherapeutisch und tiefenpsychologisch. Dennoch bin ich weder ein Anhänger der tiefenpsychologischen Lehre Sigmund Freuds noch derjenigen Alfred Adlers und auch nicht derjenigen Carl Gustav Jungs. Mein tiefenpsychologischer Hintergrund ist einer, den es in der Psychologie eigentlich gar nicht gibt, nämlich der der existenziellen Psychoanalyse Jean-Paul Sartres. Natürlich arbeite ich auch als psychologischer Berater, Paarberater und Coach. Wie das kommt?
Nun, ich habe mein Diplom 1989 gemacht, zehn Jahre vor Inkrafttreten des Psychotherapeutengesetzes, das den Titel »Psychotherapeut« ausdrücklich schützt und auf Psychologen und Ärzte mit Zusatzausbildung beschränkt. Zu dieser Zeit war ich aber in einer ganz anderen Branche tätig und habe davon erst ein paar Jahre später etwas mitbekommen, als ich zurück zu meinen beruflichen Wurzeln ging. Nun darf ich also Psychotherapie ausüben, mich jedoch nicht Psychotherapeut nennen – und auch nicht mit den Kassen abrechnen, was ich allerdings auch gar nicht möchte.

Na? Wissen Sie jetzt, was ich mache? Wahrscheinlich haben Sie höchstens den Hauch einer Ahnung davon, aber so richtig schlau werden Sie wohl aus meiner Beschreibung nicht geworden sein.

Wie kommt es, dass es eine solche Begriffsvielfalt bei den Berufsbezeichnungen gibt, obwohl sie sich doch alle mit dem-

selben beschäftigen – nämlich der menschlichen Psyche? Nun – um es vorwegzunehmen – dahinter steckt ganz einfach ein Standesdünkel. Anstatt zum Wohle ihrer Patienten oder Klienten sinnvoll zusammenzuarbeiten, bekriegen sich leider immer noch manche Ärzte, Psychologen und Heilpraktiker darum, wer denn nun die Feldherrschaft und das Herrschaftswissen über die menschliche Psyche besitzt. Dieser Clinch hat natürlich historische Wurzeln, aber bevor wir 100 Jahre in der Zeit zurückgehen, sollten wir uns zunächst einmal fragen, worüber wir hier überhaupt verhandeln; also: Was versteht man eigentlich unter »Psyche«?
Und damit sind wir bereits mittendrin im Schlamassel!

Psyche – Was ist das?

Bitte nicht erschrecken – auch, wenn's jetzt ein bisschen philosophisch wird! Aber es ist eine berechtigte Frage, was dieses Ding namens »Psyche« eigentlich ist. Woraus besteht es? Ist es überhaupt ein *Ding*? Ist Psyche gar ein anderer Ausdruck für Seele? *Haben/besitzen* wir eine Psyche oder *sind* wir sie gar? Ist Psyche *Bewusstsein* oder hat sie eines? Ist Psyche gleichzusetzen mit dem *Ich* oder ist das Ich wieder etwas anderes? Viele Religionen glauben, dass die Seele eines Menschen nach seinem Tod weiterexistiert – auch die Psyche? Oder sind beide dasselbe?
Ein Hammer ist ein Hammer, eine Hand ist eine Hand. Und jeder weiß, was damit gemeint ist. Bei der Psyche liegt die Sache anders.
Kann es sogar sein, dass Psyche eigentlich vielmehr ein Prozess ist – besser gesagt: die Einheit eines Prozesses? So wie das Ich quasi die Einheit unseres Lebens ist.
Natürlich könnten wir das jetzt so halten, wie es die Lerntheoretiker der ersten Schule getan haben. Der amerikani-

sche Psychologe John B. Watson (1878–1958) etwa hat sich keinen Deut darum geschert, was die Psyche in Wirklichkeit ist – er hat sie einfach als eine Art Black Box bezeichnet, auf die auf der einen Seite Reize einprallen, die darin irgendwie verarbeitet werden, und aus der auf der anderen Seite dann irgendwelche Reaktionen herauskommen. Watson hat sich lediglich dafür interessiert, welche Reize man miteinander verknüpfen muss, damit hinten bestimmte Reaktionen herauskommen.

Sie haben sicher schon einmal vom Pawlow'schen Reflex gehört. Dieser war im Grunde der Ursprung der Lerntheorie. Der russische Mediziner und Physiologe Iwan Petrowitsch Pawlow (1849–1936) beschäftigte sich mit der Verhaltensforschung und vertrat die Überzeugung, dass Teile des Verhaltens auf der so genannten *Konditionierung* beruhen. Berühmt wurde sein Experiment, in dem er jedes Mal, wenn ein Hund Nahrung vorgesetzt bekam und schon beim Anblick der Speise mit Speichelfluss reagierte, eine Klingel betätigte. Nachdem er das mehrmals gemacht hatte, reagierte der Hund bereits durch das Klingeln und ohne Nahrung mit Speichelfluss. Der »Pawlow'sche Hund« war geboren.

Watson und seine Kollegen haben später diese Konditionierungs-Experimente verfeinert und um den Belohnungseffekt erweitert.

Ist Ihnen etwas aufgefallen? Pawlow war Mediziner, Watson dann Psychologe. Ja, genau – zu Pawlows Zeiten gab es die Psychologie als eigenständige Wissenschaft noch gar nicht; dagegen hat sich Watson ein paar Jahrzehnte später als Psychologe bezeichnet.

Auch das hängt mit dem Wirrwarr unserer heutigen Berufsbezeichnungen zusammen, aber das nur am Rande.

Zurück zur Psyche. Pawlow und Watson haben sich also recht

wenig um diesen Begriff gekümmert – im Gegensatz zu uns, wir wollen's wissen.

Graben wir daher ein bisschen beim Ursprung des Wortes, also im Griechischen: Psyche bedeutet so viel wie »Atem«. Später wurde der Begriff gleichgesetzt mit »Seele«.

Hier sei mir eine wichtige Randbemerkung gestattet. Wir können aufgrund der Struktur unserer Sprache Prozesse eigentlich nicht wirklich beschreiben. Unsere Sprache ist nach dem Subjekt-Prädikat-Objekt-Schema aufgebaut. Es gibt immer ein »Es«, das ein »Etwas« tut. Nehmen wir den einfachen Satz »Es regnet«. Der Sachverhalt, dass es regnet, ist eigentlich ein Prozess, es sei denn, man glaubt an irgendeinen Regengott, der bewirkt, dass es regnet. Klingt absurd, aber so ein »Es« gibt uns unsere Sprachstruktur vor, wenn wir einen Prozess beschreiben.
Wenn wir uns nun die zwei Bedeutungen von *Psyche* anschauen, stellen wir fest, dass die ursprüngliche Bedeutung im Kern einen Prozess darstellt: *Atmen*, während die später hinzugefügte Interpretation, *Seele*, eher ein (zugegebenermaßen ebenfalls recht schwer zu definierendes) Ding ist. Dem Regen wurde also ein Regengott gegeben. Doch passt dieser Akteur-Modus zur Psyche?

»Man kann nicht zweimal in denselben Fluss steigen«, hat der griechische Philosoph Heraklit einmal gesagt. Damit ist er der Wahrheit des Lebens ziemlich nahe gekommen. Das Leben ist ein Fluss, und wir können zwischendurch nicht einfach »Stopp!« sagen und anhalten. Zu Ende ist es erst mit dem Tod. Und natürlich wissen wir heute, dass auch unser Körper ständig im Fluss ist. Die Zellen erneuern sich immer wieder, auch unsere Gehirnzellen. Da unser Bewusstsein (in welcher Form

auch immer) mit unseren Gehirnzellen, also mit unserem Körper, verknüpft ist, liegt es nahe, dass wir die Psyche ihrem sprachhistorischen Ursprung folgend als einen Prozess betrachten, der einer andauernden Veränderung unterworfen ist, die frühestens mit dem Tode endet.
»Frühestens« deswegen, weil wir aufgrund der Struktur unseres Universums und allem, was wir darüber wissen, nur vermuten können, was mit unserer Psyche oder Seele nach unserem Tod geschieht. Es ist wissenschaftlich keineswegs zweifelsfrei bewiesen, dass unsere Psyche von unserem Gehirn erzeugt wird. Tatsächlich gibt es hochrangige Wissenschaftler wie den Physik-Nobelpreisträger und Preisträger des Alternativen Nobelpreises Hans-Peter Dürr, der die Anschauung vertritt, unser Gehirn sei eher eine Art Empfangsgerät für ein unendliches Bewusstsein oder eine unendliche Psyche – genauso wie ein Radio selbst keine Musik erzeugt, sondern sie eben nur empfängt und umwandelt. Wie es sich dabei tatsächlich verhält, werden wir alle erst nach unserem eigenen Tod »erfahren« – falls überhaupt.

Fassen wir also kurz zusammen: Es macht mehr Sinn, die Psyche als andauernde Veränderung und Bewegung zu betrachten. Sie ist kein statisches Ding wie ein Löffel oder Tisch (wobei Gegenstände auf atomarer und subatomarer Ebene ebenfalls Prozesse sind, aber das ignoriere ich jetzt mal).

Mit der Psyche beschäftigt sich der Mensch im Grunde bereits, seit es ihn gibt. Psychisches Wohlergehen ist für ein zufriedenes Leben eine grundlegende Voraussetzung. So hat sich sicherlich auch der Neandertaler gefragt, was er für sein psychisches Wohlempfinden tun kann, wenngleich wohl nicht mit diesen Worten, sondern abstrakter. Aber er wird sich schon gefragt haben, ob ihm im Augenblick ein Nicker-

chen lieber wäre oder ob er doch lieber auf die aufregende Jagd nach Nahrung gehen würde.
Dieses Beispiel zeigt etwas Einfaches, aber ebenso Grundlegendes: Jede Entscheidung, die wir treffen, hat etwas mit unserem psychischen Wohlergehen zu tun! Somit macht es also durchaus Sinn, sich bei allem, was wir tun, zu fragen: »Ist das gut für meine Psyche?«
Natürlich ist das Leben kein ununterbrochenes Zuckerschlecken, das wir ganz nach unserem psychischen Wohlergehen ausrichten können, nein, das ist sicher nicht der Fall. Aber ab und zu innezuhalten und sich zu fragen, ob das, was ich gerade tue, auch gut für mich ist, ist ein sehr sinnvolles Vorhaben. Andernfalls kann es vorkommen, dass man sich plötzlich wie ein Hamster im Hamsterrad vorkommt, der keinen Sinn in seinen Aufgaben findet. Burn-out-Patienten kennen dieses Gefühl sehr gut und brauchen dann eine Therapie, weil sie sich alleine nicht mehr aus dem Hamsterrad befreien können. Doch dazu mehr im dritten Teil.

Menschen beschäftigten sich also zu allen Zeiten – mal mehr, mal weniger – mit ihrer Psyche, und überall, in allen Kulturen, gab es dafür Spezialisten. Sie wurden Medizinmänner genannt, Schamanen, Heiler, Derwische oder ganz einfach Seelsorger. Ebenso gab es seit jeher Menschen, die als *ver-rückt* angesehen waren.
Ver-rückt innerhalb einer Gesellschaft mit einvernehmlichen und allgemein anerkannten Regeln – man denke nur einmal an den »Dorftrottel«, den es früher in fast jedem Dorf gab.
Auch ich, der ich in einer süddeutschen Kleinstadt aufgewachsen bin, kann mich aus meiner Kindheit noch an den »Stadttrottel« erinnern, der tagtäglich die Straßen unserer Stadt durchstreifte, die Menschen ansprach, ihnen ungebeten irgendwelche Geschichten erzählte, und sie danach mit ver-

dutztem Gesicht stehen ließ. Er war dabei immer freundlich, hat sich aber niemals darum gekümmert, ob ihm sein Gegenüber zuhörte oder ihn nur verständnislos ansah.
Ich frage mich manchmal, ob das in unserer heutigen *Epoche der Political Correctness* auch noch so einfach möglich wäre oder ob man ihn nicht doch hinter die Mauern eines psychiatrischen Krankenhauses verfrachten würde.
(Mit dem Begriff des »Irreseins« hat sich übrigens der angesehene Psychiater Manfred Lütz in seinem wunderbar geschriebenen Bestseller »Irre – Wir behandeln die Falschen« auf intelligente und zugleich sehr amüsante Weise auseinandergesetzt.)

Mit dem Aufkommen der modernen Naturwissenschaft ist der Mensch schließlich selber in den Fokus der Forscher gerückt – zunächst seine körperlichen Funktionen, dann sein Verhalten. Ersteres führte zur modernen Medizin, Letzteres zur Psychologie, doch bis dahin sollte es ab Mitte des 19. Jahrhunderts noch ein weiter Weg sein.

Ein Name, der mit der Begründung der Psychologie als Wissenschaft und vor allem mit der Entstehung der Psychotherapie eng verknüpft ist, ist natürlich der des Wiener Arztes Sigmund Freud – obwohl der eigentlich gar nicht so wissenschaftlich vorgegangen ist …

Sigmund Freud und die Psychotherapie

Freud wurde am 6. Mai 1856 als Sohn jüdischer Eltern im mährischen Freiberg geboren. Sein Vater Kallamon Jacob Freud war zu dieser Zeit bereits an die 40 Jahre alt und in dritter Ehe verheiratet mit der 20 Jahre jüngeren Amalia Freud. Zur

Zeit seiner Geburt hatte der kleine Sigmund zwei Halbbrüder aus den früheren Ehen seines Vaters und sollte im Laufe der nächsten Jahre noch sieben weitere Geschwister bekommen. Gebeutelt von der damaligen Wirtschaftskrise, siedelte die Familie zunächst nach Leipzig, später nach Wien über. Sigmund entwickelte sich zu einem intelligenten und ausgezeichneten Schüler, der nach seiner Matura (dem österreichischen Abitur) mit dem Medizinstudium begann. Im Rahmen eines Forschungsstudiums am Zoologischen Institut in Triest beschäftigte er sich mit recht seltsamen Dingen wie den Hoden des Aals und schrieb schließlich seine Doktorarbeit *Über das Rückenmark niederer Fischarten.* 1882 bekam er eine Stelle im Wiener Allgemeinen Krankenhaus, wo er zunächst mit Kokain herumexperimentierte und es auch konsumierte. Drei Jahre später besuchte er die psychiatrische Klinik Salpêtrière in Paris und wurde dort auf das Phänomen der Hypnose aufmerksam. Die Beobachtung posthypnotischer Suggestionen sowie die Feststellung, dass die Hypnotisierten sich nach der Hypnose an nichts erinnern konnten, was währenddessen geschehen war, brachten ihn zur Annahme der Existenz eines »Unbewussten«. Wieder zurück in Wien beschäftigte er sich mit Hysterie, begründete seine **Sprechtherapie** als Vorstufe der späteren Psychoanalyse, habilitierte und wurde Privatdozent für Neuropathologie an der Wiener Universität. Ein Jahr später eröffnete er seine eigene Praxis und heiratete Martha Bernays.

Um die Leistungen, die Freud für die Psychologie erbracht hat, wirklich zu verstehen, müssen wir uns ein bisschen vergegenwärtigen, was es bedeutet, am Ende des Viktorianischen Zeitalters in Wien zu leben.

Das Viktorianische Zeitalter war eine Ära der Prüderie; über Sexualität wurde geschwiegen, der Geschlechtsakt war ein notwendiges Übel, um Kinder zu zeugen. Der Mensch ist jedoch ein triebhaftes Wesen, und sexuelles Verlangen kann man sich nicht einfach abgewöhnen. Aufgrund der strikten gesellschaftlichen Konventionen mussten die Menschen ihre sexuellen Bedürfnisse unterdrücken, sie *verdrängen*.

Verdrängung ist ein zentraler Begriff innerhalb der Freud'schen Theorie von psychischen Vorgängen. Es ist ein bisschen wie psychisches Unter-den-Teppich-Kehren: Alles, was gesellschaftlich geächtet ist, alles, was also nicht gesagt, gedacht oder getan werden darf, wird unter diesem psychischen Teppich versteckt. Türmt sich der Haufen darunter dann langsam auf, passiert das Gleiche wie bei einer echten Teppichfalte: Man stolpert darüber!

Zur Zeit der Jahrhundertwende gab es in Wien jede Menge Frauen, die unter hysterischen Anfällen litten. Es war damals sozusagen die Modekrankheit schlechthin.

Freud deutete Hysterie als Ausbruch des Unbewussten und der ursprünglichen Triebe, vor allem solche sexueller Natur, die die Psyche vergeblich versucht hatte, unter Verschluss zu halten.

Berühmt geworden ist der Fall der Anna O., die eigentlich Bertha Pappenheim hieß. Bertha wuchs in einer strenggläubigen jüdisch-orthodoxen Familie auf und wurde dort als eine »höhere Tochter« erzogen. Ihr Leben war nach dem jüdischen Kalender ausgerichtet. Als sie 16 Jahre alt war, musste sie die katholische Mädchenschule, in die sie bis dahin ging, verlassen. Sie machte Handarbeiten und bereitete koscheres Essen zu. Insgeheim war sie eifersüchtig auf ihren 18 Monate jüngeren Bruder, der das Abitur machen durfte. Sie hatte in jungen Jahren bereits einige Schicksalsschläge hinnehmen müssen. So starb ihre zehn Jahre ältere Schwester an Tuberkulose, als Bertha acht Jahre alt war. Außerdem zog die Fami-

lie in ein ärmeres Viertel um. Als später auch noch ihr Vater während eines Sommerurlaubs in Ischl schwer erkrankte, bekam sie Halluzinationen und litt unter zahlreichen Störungen wie Sprach-, Seh- und Essstörungen, Neuralgien, depressiven Verstimmungen und Lähmungserscheinungen.
Josef Breuer, ein mit der Familie befreundeter Arzt, behandelte sie zunächst mit Hypnose und legte ihr nahe, Geschichten zu erzählen, die ihr spontan zu ihrem Leben einfielen. Dieses »Darüber Reden« half tatsächlich und die Symptome verschwanden allmählich.
Freud und Breuer kannten sich zu dieser Zeit schon einige Jahre, und Freud entwickelte anhand von Berthas Krankheits- und Genesungsgeschichte seine Sprechtherapie.
In den folgenden Jahren verfeinerte er diese und beschäftigte sich zusätzlich mit einer Theorie zur Struktur der Psyche, die uns heute als **Freud'sches Instanzenmodell** bekannt ist.

Laut dieses Modells besteht die Psyche aus drei Teilen: Zunächst gibt es das **Es**, das die menschlichen und auch hier wiederum vornehmlich die sexuellen Triebe symbolisiert, demgegenüber steht das so genannte **Über-Ich**, das die Normen und Regeln einer Gesellschaft enthält und denen sich der Mensch gefälligst anzupassen hat, und mittendrin kämpft das arme **Ich**, das zwischen den beiden anderen die Balance halten soll. Das Ich ist dabei auf einer höheren Bewusstseinsebene angesiedelt, während sich Es und Über-Ich mehr in den Tiefen des Unbewussten verschanzen. Laut Freuds Ansicht gibt es dabei tatsächlich eine Art Wächter, der entscheidet, welche Wünsche, Intentionen und Triebe dabei in den Orkus des Unbewussten verdrängt werden, bis dieser quasi voll ist und überläuft, was dann zu psychischen Störungen führt. Der entscheidende Faktor ist dabei die Sexualität, die Freud *Libido* nannte.

Letztendlich ist Freuds Instanzenmodell ein gleichermaßen einfaches wie eingängiges Modell der Psyche, das jeder Mensch aufgrund seiner eigenen Erfahrungen relativ leicht nachvollziehen kann. Wir alle haben von Zeit zu Zeit Wünsche, die der gesellschaftlichen Norm zuwiderlaufen. Bisweilen kann das sogar bis zu Mordgelüsten gegenüber unseren Mitmenschen gehen. *Die Gedanken sind frei*, heißt es zwar allerorten, aber manche Menschen erschrecken über ihre eigenen »bösen« Gedanken so sehr, dass sie sie möglichst weit von sich schieben möchten. Man denke nur an all die Amokläufer, die vor ihrem Amoklauf ein angepasstes Leben geführt haben und von ihren Mitmenschen als unauffällig beschrieben wurden, ehe der Mülleimer ihrer verdrängten Wünsche explodiert ist und sie wie Bestien mordend durch die Straßen gezogen sind.

Freuds psychotherapeutisches Vorgehen bestand in einer Art Analyse der Psyche seiner Patienten. Diese sollten ihre Träume schildern und frei assoziieren, was ihnen zu ihrer Lebensgeschichte alles einfiel. Wie bei Träumen angeblich sowieso üblich, nahm Freud an, dass der Wächter der unbewussten Inhalte der Psyche durch freies Assoziieren ausgetrickst werden könne. Die verdrängten und unbewussten Inhalte würden so an die Oberfläche des Bewusstseins gelangen können, der Mülleimer würde praktisch auf offener Straße ausgeleert.

Dass das tatsächlich funktioniert, zeigt die Behandlung von Traumata oder *posttraumatischen Belastungsstörungen*, wie es diagnostisch korrekt heißt. Im Rahmen der konventionellen Trauma-Therapie werden die Patienten dazu ermuntert, über ihre Erlebnisse zu sprechen, sie immer wieder zu schildern, bis das Gefühl des Entsetzens quasi durch Gewöhnung

allmählich verschwindet. Das Entsetzliche soll fassbar, verständlich und somit beherrschbar werden.
Gegensätzlich funktioniert die seit einigen Jahren sehr erfolgreich praktizierte EMDR-Methode, die auf neueren Ergebnissen der Hirnforschung basiert und bei der mit Hilfe eines konsequenten Trainings die entsprechenden vor dem inneren Auge ablaufenden »Filme« durch kontrollierte Augenbewegungen »weggewischt« werden.

Zurück zu Freud. Sein Beitrag zur Wissenschaft der Psychologie bestand vornehmlich darin, dass er dem Menschen verdeutlicht hat, dass dieser eben nicht »Herr im eigenen Haus« ist, dass es neben dem kontrollierten Bewusstsein noch etwas anderes gibt, das unsere Wünsche und unser Handeln beeinflusst.
Freud war jedoch kein Philosoph, der sich den Phänomenen Psyche und Bewusstsein von einer distinktiv-definitorischen Seite aus genähert hätte. Die Frage, ob es denn ein inhaltsleeres, gleichsam »reines« Bewusstsein überhaupt geben könne, oder ob Bewusstsein automatisch immer ein Bewusstsein-von-etwas sei, hat er sich meines Wissens nie gestellt.

Einer von Freuds schärfsten Kritikern war der französische Philosoph Jean-Paul Sartre, der in seinem ersten Hauptwerk *Das Sein und das Nichts* genau diese Fragen aufwarf und schließlich auch beantwortete. Nach seiner Auffassung kann es so etwas wie ein völlig eigenständiges *Unbewusstes* gar nicht geben, die Annahme eines solchen bestehe hauptsächlich in einer ziemlichen Oberflächlichkeit des zu untersuchenden Gegenstandes.
Auch die neuere Hirnforschung legt den Schluss nahe, dass das Zusammenspiel der einzelnen Ebenen doch etwas komplizierter ist, als Freud annahm. Nach Freuds These steht

der Sexualtrieb im Mittelpunkt einer jeden Psyche. Ihm sind alle anderen Triebe untergeordnet. Für Freud war bereits ein Kleinkind ein sexualisiertes Wesen, das den gegengeschlechtlichen Elternpart begehrt und auf den gleichgeschlechtlichen eifersüchtig ist. Stichwort: Ödipus-Komplex. Im Rahmen dieser fragwürdigen Sexuallehre leiden Jungen grundsätzlich unter Kastrationsangst und Mädchen unter Penisneid. Da darf man sich allerdings fragen, ob das Pferd der gesellschaftlichen Aufklärung, auf dem Freud lobenswerterweise geritten ist, nicht doch ein bisschen mit ihm durchgegangen ist …

Freud hat jede Menge Bücher geschrieben, in denen er den Zusammenhang von individuellen oder gesellschaftlichen Themen und der Psyche untersucht, er war ein eifriger Kulturkritiker (im ursprünglichen Wortsinn von »Kritik« als »Auseinandersetzung«) und ein heftiger Religionsgegner. Er hatte zahlreiche Schüler wie Alfred Adler und Carl Gustav Jung, die später »eigene« psychoanalytische Theorien aufstellten. So stand z. B. bei Alfred Adler nicht die Sexualität im Mittelpunkt der menschlichen Triebstruktur, sondern der Wille zur Macht, und Carl Gustav Jung postulierte gar ein Kollektives Unbewusstes und wurde dadurch zu einem Übervater vieler esoterischer Zweige.
Freuds großes Verdienst liegt darin, die destruktive Wirkung der restriktiven gesellschaftlichen Strukturen, die im Viktorianischen Zeitalter das Leben der Menschen beherrschten, offengelegt, thematisiert und kritisch hinterfragt zu haben.

Freud selbst war privat eher ein Kind jener Gesellschaft, unzugänglich, sich wenig mit der Erziehung seiner sechs Kinder abgebend. Lieber rauchte er täglich bis zu 20 Zigarren und setzte seinem Leben aufgrund der Folgen eines langjährigen Leidens an Gaumenkrebs (ihm wurden ein künstlicher

Gaumen und Teile eines Kiefers eingepflanzt) mit Hilfe einer gehörigen Dosis Morphin drei Wochen nach Ausbruch des Zweiten Weltkrieges am 23. September 1939 in seinem Londoner Exil ein Ende.
Seine eigene Depression, unter der er litt, hat er mit seiner Psychoanalyse nicht heilen können …

Verdrängung hat übrigens – wie fast alles im Leben – auch seine guten Seiten und ist nicht, wie es Psychologen und besonders Psychoanalytiker behaupten, grundsätzlich zu verteufeln. Nehmen Sie als Beispiel einfach irgendein negatives Erlebnis aus Ihrem Alltag. Sie haben einen kleinen Auffahrunfall oder verlieren Ihre Geldbörse. In solchen Fällen macht es keinen Sinn, lange über das Warum und Wieso nachzugrübeln; dadurch verschlechtern Sie Ihre Stimmung nur noch mehr. Das Beste, was Sie machen können, ist, das Erlebte so schnell wie möglich ganz weit wegzuschieben, es zu verdrängen. Nur so kriegen Sie Ihren Kopf wieder frei!
Oder nehmen Sie die deutsche Fußballnationalmannschaft während der Weltmeisterschaft 2010 in Südafrika: Die hatte das zweite Gruppenspiel gegen Serbien mit 0:1 verloren und stand nun in einem Endspiel um den Einzug ins Achtelfinale und das Überstehen der Gruppenphase gegen Ghana. Natürlich haben Bundestrainer Joachim Löw und die Mannschaft die Fehler des Serbien-Spiels analysiert – aber die negativen Emotionen rund um das Gefühl des Verloren-Habens sollten die Männer so schnell wie möglich vergessen. Da hilft nur das schnelle Konzentrieren auf das nächste Spiel und eben das Verdrängen des bereits verlorenen Spiels.
Zahlreiche Studien belegen, dass es Menschen nach Unfällen mit Verletzungen schneller wieder besser geht, wenn sie nicht andauernd über das Warum nachdenken (Warum ist das ausgerechnet *mir* passiert?), sondern sich möglichst schnell

darauf konzentrieren, wieder zurück in den Alltag zu finden und vielleicht sogar positive Seiten am Erlebten zu finden. Die Zukunft kann der Mensch beeinflussen, seine Vergangenheit nicht mehr – die ist ein für alle Mal vorbei!

Vielleicht fragen Sie sich nun, was das alles mit dem Begriffsdschungel der verschiedenen Berufsbezeichnungen im Rahmen der Psychotherapie zu tun hat.
Ganz einfach: In dieser Entstehungszeit der neuen wissenschaftlichen Disziplin hat das ganze Durcheinander angefangen!
Ein eigenständiges Studium der Psychologie gab es damals ebenso wenig wie eine konkrete Ausbildung zum Facharzt der Psychiatrie, wie es sie heute gibt. Wer sich damals mit dem Phänomen »Psyche« beschäftigen wollte, musste entweder Medizin oder Verhaltenswissenschaften studieren und sich anschließend durch eigene Forschungen selber zum »Psychiater« oder »Psychologen« fortbilden. (Erwähnenswert erscheint mir in diesem Zusammenhang die Tatsache, dass die Berufsbezeichnung »Psychologe« erst in den 1980er-Jahren geschützt wurde, zuvor also noch jeder Wald- und Wiesen-Esoteriker sich ohne fundierte Grundlage so nennen durfte.)
Freud war also zunächst Arzt und Mediziner, später dann Psychiater und schließlich auch noch Psychoanalytiker und Tiefenpsychologe.
Heutzutage hat sich das ein bisschen ausdifferenziert. Doch dazu kommen wir noch.

Der Abtrünnige – Alfred Adler

Alfred Adler wurde 1870 als zweites von insgesamt sieben Kindern des jüdischen Getreidehändlers Leopold Adler und dessen Frau Pauline Beer im heutigen Burgenland in Österreich geboren. Mit vier Jahren wäre er fast an einer Lungenentzündung gestorben. Auch sonst stand es um seine Gesundheit nicht besonders gut; er hatte eine Organminderwertigkeit, litt an Rachitis und einem Stimmritzenkrampf. Diese Leiden dürften seine späteren Theorien entscheidend geprägt haben. 1895 schloss er in Wien sein Medizinstudium mit dem Doktortitel ab, heiratete zwei Jahre später in Moskau die Russin Raissa Epstein und bekam mit ihr vier Kinder. Zurück in Wien arbeitete er zunächst als Augenarzt und eröffnete dann eine Praxis für Allgemeinmedizin. Sigmund Freud lernte er 1902 kennen und wurde dessen Schüler. Bald entwickelte er jedoch seine eigenen Gedanken zur Tiefenpsychologie. 1911 brach er endgültig mit seinem Lehrer.

Im Gegensatz zu Freud sah Adler den Menschen nicht nur als von der Libido gehetztes Wesen, sondern bezog weitere Aspekte des Lebens in seine **Individualpsychologie** mit ein. Mit dieser Begriffswahl wird bereits deutlich, dass Adler seine Patienten als ganzheitliche Individuen verstand, als Einheit zwischen Körper und Psyche, und dass er diesen Aspekt genauso wie die soziale Verwurzelung des Menschen in seiner Lehre berücksichtigte. Ausgehend von seiner eigenen Leidensgeschichte vertrat er die Meinung, dass Menschen mit (körperlichen) Unzulänglichkeiten den Drang hätten, diese Minderwertigkeit auf irgendeine Art zu kompensieren. So entwickelte er den Grundansatz der *Psychosomatik*.
Laut Adler ist der Mensch ein soziales Wesen, das als Baby erst einmal ein Minderwertigkeitsgefühl gegenüber den Erwachsenen verspürt. Dieses empfindet es jedoch zunächst nicht negativ, sondern betrachtet es lediglich als Ansporn für das Lernen. Wird diese (positive) Entwicklung aber gestört, entsteht beim Heranwachsenden ein negativer Minderwertigkeitskomplex, der nun nicht mehr anspornend, sondern

hindernd wirkt und kompensiert werden muss – etwa durch einen verstärkten Willen zur Macht. Auch übertriebener Ehrgeiz und eine gewisse Überempfindlichkeit können Ergebnisse dieser gestörten Entwicklung sein. Einen solchen gestörten Menschen nannte Adler einen »nervösen Charakter« und beschrieb diesen ausführlich 1912 in seinem gleichnamigen Hauptwerk *Über den nervösen Charakter*.

Alfred Adler zeigte sich somit weitaus weniger abgehoben als sein Lehrer Freud und gleichsam realitätsnäher. Sein Engagement für die psychische Gesundheit endete nicht an der Eingangstür seiner Praxis, sondern richtete sich mehr nach draußen auf zahlreiche soziale Projekte hin. Er vertrat eine positive Tiefenpsychologie und arbeitete gerne prophylaktisch. Auch lag ihm der Sinn des Lebens sehr am Herzen. Hierunter verstand er nicht nur die Zielrichtung, die das Individuum seinem Lebensweg gibt, sondern auch das generelle *Aufgehoben-Sein* der Menschheit in einem Kosmos, also die Kombination aus persönlicher Traum-Verwirklichung und der Entwicklung eines umfassenden Gemeinschaftsgefühls.

Adler war einer der angesehensten Psychologen seiner Zeit und vor allem in den USA äußerst beliebt. Dorthin emigrierte er 1934 vor den Nazis, unternahm aber immer wieder Vortragsreisen ins alte Europa. Auf einer dieser Reisen verstarb Alfred Adler am 28. Mai 1937 im schottischen Aberdeen an Herzversagen.

Wenn Irre Irrenärzte werden – C. G. Jung und die Analytische Psychologie

Eine kleine Warnung: Anhänger der Jung'schen Theorie sollten den nächsten Abschnitt mit viel Selbstironie oder gar nicht lesen! Meine Sicht auf diesen Abtrünnigen Freuds ist sehr kritisch und daraus mache ich keinen Hehl. Also: Achtung!

Noch abtrünniger als Alfred Adler war der Schweizer Psychiater Carl Gustav Jung. 1875 als Sohn des protestantischen Pfarrers Johann Paul Achilles Jung und dessen Ehefrau Emilie geboren, war er schon im Kindesalter ein eifriger Esoteriker, der in seinen luziden Träumen den Eindruck gewann, von seinen Ahnen beeinflusst zu werden.

Eigentlich kein Wunder bei seinem familiären Hintergrund: Seine Mutter fiel regelmäßig in Trancezustände, sein Großvater mütterlicherseits hatte Kontakt mit Geistern und sein Großvater väterlicherseits, der ebenfalls Carl Gustav Jung hieß und in der Familie als unehelicher leiblicher Sohn von Johann Wolfgang von Goethe galt, war ein Freimaurer und wandte alle möglichen esoterischen Techniken an. Dessen Ehefrau war im Alter von 18 Jahren einmal für 36 Stunden scheintot und hatte seitdem das »Zweite Gesicht«. Durchaus verständlich also, dass Jung sich selbst als gespaltene Person erlebte – zum einen als altersgemäßes Kind und Jugendlicher und zum anderen als eine Art weiser und reifer Mann, der den Jungen ins Leben leiten sollte.

Mit drei Jahren träumte er von einem riesigen aus Haut und lebendigem Fleisch bestehenden Pfahl, der ihm Angst machte und als Menschenfresser erschien. Klar, dass es sich dabei um einen Riesenpenis gehandelt haben muss, der laut einiger Jung-Deuter später für dessen zwiespältiges Verhältnis zu Sexualität verantwortlich war. Als Heranwachsender veranstaltete er zusammen mit seiner Kusine Helene spiritistische Sitzungen, bei denen angeblich doch tatsächlich der Geist von Opa Samuel Preiswerk erschienen ist.

Vor diesem Hintergrund ist es wohl verständlich, dass es in der Geschichte der Psychologie immer wieder durchaus ernstzunehmende Menschen gab und gibt, die Jung selbst für verrückt erklärten.

Wie dem auch sei, immerhin schaffte er es, seine Verrücktheit in Kreativität zu verpacken, studierte Medizin, schrieb 1902 seine Dissertation *Zur Psychologie und Pathologie sogenannter occulter Phänomene* (wen wundert's) und war Assistent des berühmten Psychiaters Eugen Bleuler. 1905 lernte er Freud kennen, wurde zunächst ein Fan von ihm, wandte sich aber schon 1912 wieder von ihm ab, weil er dessen Libidotheorie als zu oberflächlich kritisierte. Also erschuf er schnurstracks seine **Analytische Psychologie**. Die ist natürlich vollgestopft mit allen (un)möglichen Mystizismen und sonstigem hanebüchenen Unsinn.

Grundsätzlich beschäftigt sich auch die Jung'sche Lehre mit dem Zusammenspiel von Bewusstsein und Unbewusstem, nur ist hier alles ein bisschen blumiger und ausgeschmückter. Nach Jung ist die Psyche vereinfacht gesagt ungefähr folgendermaßen aufgebaut: Es gibt das *Ich-Bewusstsein*, die *Komplexe* und die *Archetypen*.

Ein Komplex ist dabei eine Reihe von Empfindungen, Einstellungen, Wahrnehmungen und Erinnerungen an frühere Bezugspersonen wie etwa die Mutter. Ein Großteil des Komplexes befindet sich dabei natürlich wieder in den Tiefen des Unbewussten – wer kann sich schließlich schon an all das erinnern, was ihm von der Mutter im Alter von ein paar Monaten angetan wurde? War die selbst etwa bindungsunfähig und hat den Sohnemann hin- und hergeschoben, kann es durchaus sein, dass der Sprössling als Erwachsener einen Don-Juan-Komplex entwickelt und so die Frauen reihenweise flachlegt, letztendlich aber eigentlich Angst vor Bindungen hat. Logisch, oder?!

Die »Kommunikation« zwischen Ich-Bewusstsein und Komplex oder, wie es Jung auch nannte, zwischen der *Persona*, also der Maske, die ein Mensch nach außen trägt, und dem Komplex bzw. *Schatten* wird dabei noch beeinflusst von den Archetypen, die sich im Kollektiven Unbewussten der Menschheitsgeschichte tummeln. Die Archetypen sind Menschheitsbilder wie das der »Großen Mutter« oder des »Alten Weisen«, wie sie in allen Mythen der Menschheit vorkommen. Es sind von Geschichte und Kultur unabhängige Urbilder des Menschlichen. Laut Jung ist es ihre Funktion, der Psyche ihr Gleichgewicht und ihre Ordnung wiederzugeben, ggf. sogar dadurch, dass sie eine psychische Krankheit wie etwa eine Psychose auslösen.
Das Kranke als Heilmittel? Das gibt zu denken ... Spontan erinnert die Theorie vom Kollektiven Unbewussten mich an ein paar Episoden aus der Science-Fiction-Reihe *Perry Rhodan*, in denen ein Teil der Menschheit um die Jahre 3500 herum als ein einziges Geistwesen existiert, das auf einer Hälfte des Mondes angesiedelt ist und durchs Weltall flattert.

Den psychotherapeutischen Prozess der Heilung bezeichnete Jung übrigens als *Individuation*. Auch hier sind Träume und das Unbewusste Schlüsselfaktoren.

Jung war keinesfalls nur auf seine therapeutische Praxis fixiert; er beschäftigte sich weitläufig mit Religion, Esoterik und Kunst, um die Sprache der Seele zu entschlüsseln. Um seine Gedanken zu ordnen, zog er sich immer wieder für längere Zeit in einen klobigen strom- und wasserlosen Turm zurück, den er ab 1922 auf ein erworbenes Stück Land bei Bollingen gebaut hatte. Dieser Turm war sein Zufluchtsort, in dem er sich ganz bei sich selbst fühlte. Sein persönlicher Elfenbeinturm sozusagen.

Sein Verhältnis zu den Nazis war ambivalent: Erst war er ihren kruden Theorien nicht ganz abgeneigt, um sie dann nach Ende des Zweiten Weltkriegs zu verteufeln. Hitler bezeichnete er 1934 in einem Interview als »echten mystischen Medizinmann«, nach Ende des Nazi-Spukes dann aber als »psychische Vogelscheuche«.
Noch mehr brisante Fakten gefällig? Bitte sehr: Zweimal beging Jung DIE therapeutische Todsünde überhaupt, indem er Verhältnisse mit Patientinnen einging. Die erste Beziehung war nur eine kurzlebige Affäre, die zweite Patientengeliebte Antonia Wolff hingegen wurde nicht nur zu seiner langjährigen Assistentin, sondern saß bald sogar quasi als zweite Ehefrau mit am Küchentisch.

Trotz aller Wankelmütigkeit hat Jung es geschafft, vielseitig Ansehen zu erlangen. Seine seltsamen Theorien finden auch heute noch Erwähnung. Betrachtet man allerdings Jungs Weltbild als beispielhaft für die Psychologie, so ist es nicht weiter verwunderlich, dass ein Großteil aller Otto Normalverbraucher der Ansicht ist, Psychologen hätten zumeist selbst einen an der Waffel ...

Der absolute Wahnsinn – Otto F. Kernberg und seine Art der Objektbeziehungstheorie

Otto Friedemann Kernberg ist einer der einflussreichsten und renommiertesten Psychoanalytiker des 20. Jahrhunderts. Er wurde am 10. September 1928 in Wien geboren. Als er 11 Jahre alt war, emigrierten er und seine jüdische Familie nach Valparaiso in Chile. Kernberg interessierte sich schon im Teenageralter für Medizin und Psychologie – sein Onkel war ein renommierter Psychiater, der sich mit der Behandlung Schizophrener beschäftigte. Nach Abschluss seines Medizinstudiums absolvierte er eine Ausbildung zum Psychoanalytiker. Er übersiedelte in die USA und gründete mit einer angesehenen Kinderpsychoanalytikerin eine Familie. Im Rahmen seiner Studien beschäftigte er sich mit dem Narzissmus und dem Borderline-Syndrom. Heute lebt Kernberg als Witwer in New York.

Sowohl der Narzissmus als auch das Borderline-Syndrom sind in der Psychologie sehr weit gefächerte Begriffe. »Narzissmus« bezeichnet ein gestörtes Verhältnis eines Individuums zu sich selbst, was meist zu einer überhöhten Selbstliebe und einer Abwertung anderer Menschen führt. Der Narziss hat für gewöhnlich ein ziemlich niedriges Selbstwertgefühl und versucht, dieses durch eine Überbewertung der eigenen Persönlichkeit zu kompensieren. Er tritt also häufig übertrieben selbstbewusst auf und übergeht dabei die Menschen aus einer Umgebung, während er im Geheimen von starken Selbstzweifeln geplagt wird. Aus diesen entspringt sein maßloser Geltungsdrang. Er ist wenig kritikfähig, reagiert gereizt oder aggressiv, wenn man sein Handeln in Frage stellt, und lehnt jede Art von belehrender Hilfe ab. Dass ihm die Meinung anderer tatsächlich sehr nahe geht, überspielt er gekonnt und entledigt sich so der Quelle potenzieller Gefühle der Unzulänglichkeit.

Sie werden nun wahrscheinlich bemerken, dass nahezu jeder Mensch hin und wieder zu ähnlichen Verhaltensweisen neigt. Sind wir also alle Narzissten?

Nein! Sagen Kernberg & Co. Der Unterschied liegt – wieder einmal – im Bewusstsein. Oder vielmehr dem Unbewussten: Der Narziss im psychoanalytischen Sinn ist sich weder seines Geltungsdrangs, noch seiner Selbstzweifel bewusst. Er ist also tatsächlich überzeugt, klüger, schöner, besser zu sein als andere. Die Diagnose »Narzissmus« – oder fachmännisch: »narzisstische Persönlichkeitsstörung« – lässt sich also zwar über eine Vielzahl (pathologischer) menschlicher Verhaltensweisen stülpen, wird aber meist nur dann verwendet, wenn mehrere Symptome gleichzeitig vorliegen und der Betroffene sich derer nicht gewahr ist. (Drängt sich Ihnen hier dieselbe Frage auf wie mir? Wie kann einem sein eigenes mangelndes Selbstwertgefühl nicht bewusst sein? Schließlich spürt man das doch jeden Tag ... Aber gut. Theorie ist Theorie.)

Schauen wir uns einmal Kernbergs Einschätzung des »Borderline-Syndroms« an. Dies war zunächst eine Art Zwischenstufe zwischen Neurose und Psychose.

Umgangssprachlich ausgedrückt ist eine Person neurotisch, wenn sie einen *kleinen* »Knall« hat, bei einer Psychose ist der schon schwerwiegender. Leidet jemand etwa unter Höhenangst, ist das eine Neurose, glaubt jemand, er sei Jesus Christus, fällt das unter »Psychose«.

Es fällt schon auf, dass es in der Psychodiagnostik jede Menge »schwammiger« Begriffe gibt, die auch durch umso mehr Differenzierungen in den Diagnostikmanualen ICD 10 oder DSM IV nicht griffiger werden. Äh ... was? Ja, genau.

ICD 10 ist die *International Statistical Classification of Diseases and Related Health Problems*, auf gut Deutsch: *Internatio-*

nale statistische Klassifikation der Krankheiten und verwandter Gesundheitsprobleme.
DSM IV ist die amerikanische Variante und heißt *Diagnostic and Statistical Manual of Mental Disorders* bzw. *Diagnostisches und statistisches Handbuch psychischer Störungen.*

Aus der früheren Auffassung des »Borderline-Syndroms« wurde in den 80er-Jahren des vergangenen Jahrhunderts die »Schizotypische Persönlichkeitsstörung« abgeleitet. (Die Vorsilbe »schizo« bedeutet im Griechischen so viel wie »gespalten«. Auch diese Terminologie ist meiner Meinung nach zu allgemeingültig: Sind wir nicht alle manchmal »gespalten«? Siehe Goethe und sein Zitat von den zwei Herzen in seiner Brust.)
Das »Borderline-Syndrom«, von dem heute gesprochen wird, ist zwar ebenfalls eine Persönlichkeitsstörung, bezieht aber den zwischenmenschlichen Bereich zentral mit ein. Das trägt wahrscheinlich der gesellschaftlichen Entwicklung Rechnung, dass seit 1968 Beziehungsstrukturen und Sexualität mehr in den Fokus der Öffentlichkeit gerückt sind und seitdem auch die Inhalte der Boulevard-Medien bestimmen.
Grundsätzlich sind Menschen, die unter dem Borderline-Syndrom leiden, nur äußerst eingeschränkt beziehungsfähig. Sie denken dabei immer wieder im selben Muster, das sich verkürzt mit dem folgenden »Motto« beschreiben lässt: »Ich hasse dich, verlass' mich nicht!« (So heißt auch ein Standard-Buch zum Thema, geschrieben vom amerikanischen Psychiater Jerold J. Kreisman und dem Journalisten Hal Straus). Entscheidende Merkmale sind Impulsivität und eine völlige Instabilität sowohl in der Beziehung zu sich selbst als auch zu anderen Menschen. Ein Nähe-Distanz-Problem also. Normalerweise lernen wir schon in unserer Kindheit, dass nicht nur unsere eigene Persönlichkeit im Kern über die Zeit hinweg

konstant bleibt, sondern auch, dass feststehende Bezugspersonen wie etwa Mutter und Vater uns durch unser Leben begleiten. Dieser Integrationsprozess von positiven und negativen Eigenschaften von uns und unseren Bezugspersonen hat bei Menschen mit dem Borderline-Syndrom mindestens sehr schlecht, oder sogar überhaupt nicht stattgefunden.

Kernberg hat sich entscheidend mit dieser psychischen Krankheit beschäftigt. Nach seinen Forschungen und Überlegungen ist das »Ich« bei Borderline-Patienten sozusagen in seine Einzelteile aufgesplittert und es fehlt das identitätsgebende verbindende Element. Entstanden ist diese Störung nach dem psychoanalytischen Denkmodell durch traumatische Erlebnisse in der frühen Kindheit, weshalb sie auch ähnliche Anzeichen aufweist wie die posttraumatische Belastungsstörung. Charakteristisch sind heftige Stimmungsschwankungen, das so genannte »Schwarz-Weiß-Denken« und die Neigung zum »selbstverletzenden Verhalten« – zumeist beginnend mit dem Aufritzen der Unterarme, über den Missbrauch von Alkohol und Drogen bis hin zum Verschlucken von Scherben. Dennoch ist bei der Diagnose Vorsicht geboten. Es gibt sicher viele Teenager, die mit enormen Stimmungsschwankungen ihre Eltern malträtieren, ins »Schwarz-Weiß-Denken« verfallen und sich die Arme aufritzen, bis sie blutig sind, um sich und ihren Körper zu spüren. Jugendliche sind aber noch mitten in ihrer Entwicklung. Im Gehirn eines Pubertierenden herrscht das Chaos vor und es werden permanent neue Strukturen geprägt – ein ganz normaler Vorgang auf dem Weg ins Erwachsenenalter. Aus diesem Grund, und weil bei den meisten Jugendlichen die Symptome wieder verschwinden, wird das »Borderline-Syndrom« erst bei Menschen ab dem 18. bis 20. Lebensjahr diagnostiziert.

Bei Narzissten und Borderline-Patienten stehen also nicht mehr das Freud'sche Instanzenmodell von »Ich-Es-Über-Ich« und die Libido im Vordergrund, sondern das Beziehungsgefüge eines Individuums zu seinen Bezugspersonen und seiner Umwelt. Beides wird in der Tiefenpsychologie *Objekt* genannt, daher der Name **Objektbeziehungstheorie**. Diese Objektbeziehungstheorie ist also eine Weiterentwicklung des Freud'schen Denksystems, das weg vom »Ich« und hin zum »Wir« führt.

Ursprünglich entwickelt wurde die Theorie von der österreichisch-britischen Psychoanalytikerin Melanie Klein. Diese geriet, das nur nebenbei, in heftigen Streit mit Freuds Tochter und Nachfolgerin Anna, weil sie den Ödipus-Konflikt nicht – wie damals üblich – zwischen dem dritten und fünften Lebensjahr ansiedelte, sondern bereits viel früher, noch im Säuglingsalter, und für Kinder im vorsprachlichen Alter eine eigene **Spielanalyse** als Therapie entwickelte. (Ich persönlich vermute allerdings, dass der eigentliche Sinn einer Psychoanalyse für Babys wohl nur die Neugewinnung zusätzlichen Klientels war, mit dem sich Geld verdienen lässt ...)

Kernberg »verfeinerte« Kleins Objektbeziehungstheorie dahingehend, dass er sie mit der **Freud'schen Triebtheorie** verband. Seiner Ansicht nach sind die Triebe – die er *Affekte* nannte – quasi die Wahrnehmungsbrille, durch die ein Mensch seine Umwelt und seine Bezugspersonen »für wahr« nimmt.

Obwohl *Wahrnehmung* scheinbar automatisch passiert – wir müssen nicht erst einen On-Schalter betätigen, damit Augen, Nase, Ohren etc. aufnehmen, was draußen, außerhalb unseres Ichs, wirklich IST –, ist es tatsächlich ein sehr aktiv gesteuerter Prozess: Indem wir die Welt aus einer bestimmten Stimmungslage heraus oder mit bestimmten Bedürfnissen und Erwartungshaltungen für wahr nehmen, setzen wir Schwer-

punkte und bilden Meinungen. Wenn Sie z. B. durch einen Park laufen, um ihre verlorene Brieftasche zu suchen (das machen wir später noch), achten Sie auf ganz andere Dinge als etwa ein Ornithologe, der sich in diesem Park auf der Suche nach seltenen Vögeln befindet.
Hieraus entspringt übrigens auch die Warnung, dass man keinesfalls hungrig zum Einkaufen in einen Supermarkt gehen sollte, weil man dann zu sehr von seinem Hungergefühl geleitet wird, das einen dazu verführt, alle möglichen Lebensmittel in den Einkaufswagen zu legen, die man im satten Zustand nie auswählen würde.

Aus seiner Erweiterung der Klein'schen Objektbeziehungstheorie bastelte Kernberg eine eigene Therapieform, die so genannte **Transference-Focused-Psychotherapie**, eine Psychotherapie, die sich ganz auf die im Hier und Jetzt stattfindenden Prozesse von Übertragung und Gegenübertragung konzentriert.

Übertragung und *Gegenübertragung* – was ist denn das schon wieder?
Nun ja, Übertragung und Gegenübertragung sind ganz entscheidende Phänomene in der tiefenpsychologischen Therapie, die aber leider genauso banal sind wie das psychoanalytische Gedankengebäude als solches. Oder finden Sie etwa ein Konstrukt aus *Es*, *Ich* und *Über-Ich*, das alles und zugleich nichts erklärt, oder den Gedanken, dass Menschen nicht als Einzelwesen aufwachsen, sondern entscheidend geprägt werden durch ihre Eltern und Bezugspersonen, durch die soziale Schicht, in die sie hineingeboren werden, oder auch das Zeitalter, in dem sie aufwachsen, sonderlich tiefgründig? Im allgemeinen Sprachgebrauch nennt man dies schlicht Sozialisation.

Aber gut, lassen wir uns also ein auf die Termini *Übertragung* und *Gegenübertragung* und stellen wir uns folgendes simples Szenario vor: Ein guter Freund, nennen wir ihn »Bernd« ist schon sehr lange Teil unseres Lebens, wir wissen um seine Charaktereigenschaften, seine Vorlieben und Abneigungen. Eines Tages nun lernen wir auf einer Party einen anderen Menschen namens »Paul« kennen. Obwohl wir Paul noch nie zuvor gesehen haben, haben wir das Gefühl, ihn schon zu kennen, wir wissen nur noch nicht, woher – bis uns auffällt, dass Paul ja optisch sehr große Ähnlichkeiten zu Bernd aufweist. Beide sind in etwa gleich groß, haben blaue Augen und tragen eine Brille, sprechen in einem ähnlichen Tempo und legen auch ähnliche Gesten und dieselbe verschmitzte Mimik an den Tag. Sobald wir nun wissen, dass Paul uns an Bernd erinnert, können wir Paul gegenüber etwas vorurteilsfreier auftreten und ihn genauer kennen lernen. Solange wir das aber noch nicht wussten, haben wir uns in einer Übertragungs-Situation befunden, d. h. wir haben das, was wir über Bernd wussten, einfach auch Paul zugeschrieben, ohne uns dessen wirklich bewusst zu sein.
Die Tiefenpsychologie geht davon aus, dass wir das immer und jeder Person gegenüber tun. Grundsätzlich verhalten wir uns gegenüber anderen Menschen immer ein bisschen wie im Umgang mit unseren engen Bezugspersonen, insbesondere Mutter und Vater, weil die in den meisten Fällen unsere allerersten Bezugspersonen waren. Wenn wir das immer machen, dann also auch gegenüber unserem Therapeuten. Der kann diese Übertragung der Gefühle des Klienten auf seine ursprünglichen Bezugspersonen therapeutisch nutzen, indem er sie dem Klienten bewusst macht. Das dauert natürlich ein Weilchen, weil die Entstehung dieser Emotionen ja im Leben des Klienten am weitesten zurückliegt und sie daher tief im Verhalten verankert sind. Deswegen dauert eine Psychoana-

lyse auch häufig ziemlich lange und benötigt viele, viele Sitzungen ...

Übertragung wird übrigens in der Alltagssprache häufig verwechselt mit *Projektion.* Bei einer Projektion projizieren wir jedoch – wie es der Name schon sagt – eigene Gefühle nach »draußen«, auf einen anderen Menschen oder ein anderes Wesen. Kennen Sie den Film *Hachiko – Eine wunderbare Freundschaft* mit Richard Gere in der Hauptrolle? Die Geschichte, an die sich dieser rührende Film anlehnt, ist tatsächlich passiert – und zwar im Japan der 20er-Jahre. Dort hatte der Universitätsprofessor Hidesaburo Ueno einen jungen Akita-Hund namens Hachiko, der sein Herrchen jeden Tag am Shibuya-Bahnhof abholte. Nachdem Professor Ueno plötzlich gestorben war, übernahmen Verwandte die Pflege von Hachiko, der aber immer wieder ausbüchste – um zur gewohnten Zeit am Bahnhof auf sein Herrchen zu warten – und zwar neun Jahre lang, bis zu seinem eigenen Tod!
Im Film sehen wir immer wieder den traurigen Blick Hachikos, wenn der wieder einmal vergeblich wartet.
Stopp!
Wissen wir wirklich, dass der Hund traurig ist? Können wir doch gar nicht! Stattdessen projizieren wir unsere eigene Traurigkeit in den Blick des Hundes und glauben bloß, mit ihm zu fühlen. Aha – Projektion!

Die *Gegenübertragung* betrifft nun umgekehrt all diejenigen Emotionen und Gefühle, die der Klient beim Therapeuten auslöst und dadurch versucht, ihn aus seiner neutralen Position zu katapultieren. Entwickelt der Therapeut etwa eine besondere Sympathie für den Klienten, steckt dahinter ein Versuch des Klienten, sich den Therapeuten gefügig zu machen oder gar zu verführen.

Übertragung und Gegenübertragung sind also die beiden großen Pfeiler, die den Rahmen einer psychoanalytischen Therapie markieren. Dass es sich dabei letztendlich um viel kompliziertere Wiedererkennungsprozesse von Mustern handelt, wird nicht berücksichtigt. Sonst müsste der Analytiker zunächst einmal herausklamüsern, ob die Übertragungs-Phänomene, die der Klient ihm gegenüber an den Tag legt, aus der Beziehung zur Mutter, zum Kindheitsfreund, zur ersten Freundin oder wem auch immer stammen. Das wäre natürlich ein Zuviel des Guten für die eigentlich relativ schlicht gestrickte Tiefenpsychologie, die ihre Simplizität hinter komplizierten Begriffen und angeblichen vertrackten Theorien zu verbergen versucht.

Den entscheidenden Schritt zum »absoluten Wahnsinn« hat Kernberg dann dadurch getan, dass er – wie oben schon angedeutet – zwischen den Affekten und den Objekten zwar eine dialektische Verbindung gesehen hat, wonach sich beide immer wieder gegenseitig bedingen und aufeinander reagieren, dass er den Ursprung für diesen Prozess jedoch nicht bei den Objekten – also hauptsächlich der Mutter – ansiedelt, sondern in den Trieben des Säuglings. Das allein klingt zwar noch nicht »wahnsinnig«, die Konsequenzen sind es aber!
Kernberg behauptet nämlich darüber hinaus, dass eines der ursprünglichen Gefühle eines Säuglings »Wut« sei – die Wut, dass die Mutter nicht in jedem Augenblick für ihn da ist und ihn manchmal alleine lässt. Der Säugling drückt diese Wut dann in Form von Schreien oder Weinen aus und fängt somit an, die Beziehung zur Mutter zu vergiften. In Anlehnung an Freuds psychosexuelle Phasenlehre von der oralen, der analen und der phallischen Phase der Entwicklung eines Kindes, nennt Kernberg diese ursprüngliche Wut *orale Wut*.

Kurzer Exkurs: Laut Freud zeigt sich während der oralen Entwicklungsphase die Sexualität des Kindes – falls es so etwas überhaupt geben mag – in der Beschäftigung mit dem Mund, also Saugen und Nuckeln, in der analen Phase konzentriert sie sich auf die Ausscheidungsorgane und in der phallischen Phase schließlich richtet das Kind seine Aufmerksamkeit auf seine Geschlechtsorgane.

Nach der Übertragungs-Gegenübertragungs-Theorie fordert die orale Wut also Aggressionen beim Gegenüber buchstäblich heraus, d. h. durch die orale Wut des Säuglings reagiert die Mutter ebenso mit Wut, und die Wut der Mutter wird sich auch gegenüber ihren Bezugspersonen äußern, also etwa gegenüber ihrem Ehemann, worauf auch dieser wütend wird. Der Säugling stört somit das gesamte Familienklima. Das kann wiederum dazu führen, dass der Vater auch gegenüber dem Kind wütend wird und sich diese Wut vielleicht in einem sexuellen Missbrauch äußert. An dem ist aber nach Kernbergs Auffassung keinesfalls der Täter – also der Vater – schuld, sondern letztendlich das Opfer selbst. Immerhin hat es ja durch seine orale Wut jene Aggressionsspirale überhaupt erst in Bewegung gesetzt!

In der »psychodynamischen Psychotherapie«, wie die Übertragungsfokussierte Psychoanalyse Kernbergs bisweilen auch genannt wird, geht es also darum, einem Missbrauchsopfer seine psychische Schuld bewusst zu machen.

In der Fallgeschichte einer Schülerin, die von ihrem Vater missbraucht worden war, setzt er sogar noch einen drauf! Laut tiefenpsychologischer Theorie (Sie erinnern sich an Freud …) nimmt das Kind den gleichgeschlechtlichen Elternteil als Konkurrenz wahr. Für Kernberg erschließt sich hieraus, dass der sexuelle Missbrauch an seiner Patientin in Wirklichkeit den *Triumph* (!!!) des Mädchens über die Sexualität der Mutter bedeutet, da das Mädchen praktisch seine sexuelle Konkurrentin aus dem Feld geschlagen hat, indem sie den Vater so geil gemacht hat, dass der gar nicht anders konnte, als über sie herzufallen! Sind da dann jetzt Glückwünsche an das Mädchen angebracht?!

Aufgrund der Gegenübertragungshypothese verläuft eine Therapie dann gut, wenn der Therapeut jene Wut verspürt, die im Patienten vor dessen Schuldeinsicht gewirkt hat. Kernberg spricht davon, dass der Therapeut bei einer gelungenen Therapie Lust verspürt, seinen Klienten aus dem Fenster eines Hochhauses zu werfen und genüsslich darauf zu warten, bis dieser unten auf dem Boden aufschlägt – das hat er zumindest 1997 in einem Vortrag auf den Lindauer Psychotherapiewochen so erläutert.
In eben dem berichtet Kernberg auch von einem anderen Missbrauchsopfer, das sich trotz Therapie das Leben genommen hat. Kernberg deutet diesen Selbstmord als späte Rache an ihrem Therapeuten, weil der auf ihre *Verführungsversuche* nicht eingegangen sei, schließlich zeigten alle weiblichen Borderline-Patienten diese Verführungsversuche – zynischer geht es wohl nicht mehr! Die Zuhörer, ca. 1000 Mitglieder der Crème de la Crème der Psychotherapeutenzunft, applaudierten dieser Analyse frenetisch!

Kämpfen Sie auch gerade gegen ein Ekelgefühl an? Das ist doch psychotherapeutische Perversion! Ein Skandal! Nur leider ist dies der breiten Öffentlichkeit nicht bekannt. Otto F. Kernberg genießt in der Therapeutenriege nach wie vor größtes Ansehen, und die Versuche des Saarbrücker Diplompsychologen Klaus Schlagmann, innerhalb der Branche – also gegenüber der Psychotherapeutenkammer und dem Gesundheitsministerium – dagegen anzugehen, wurden weitestgehend abgeschmettert.

Tiefenpsychologie = die Untiefen der Psychologie

Ob es so etwas wie das Unbewusste überhaupt gibt, sei zunächst einmal dahingestellt – dazu später mehr. Werfen wir zuerst einen Blick auf die Frage, wie tiefgründig die Tiefenpsychologie als solche denn überhaupt ist.

Zunächst einmal die Frage: Geben Sie mir Recht, dass die Lebensgeschichten der drei »großen« Tiefenpsychologen Freud, Adler und Jung sehr dafür sprechen, dass es ihnen vornehmlich darum ging, die Defizite ihrer eigenen Kindheit aufzuarbeiten und zu kompensieren? Bei Freud war es die Sexualität, bei Adler der Minderwertigkeitskomplex und bei Jung die archaischen Stimmen und Bilder aus dem Kollektiven Unbewussten, die einem Dreijährigen einen schreckerfüllten Traum von einem Monsterpenis schicken, der droht, ihn aufzufressen.
Alle drei Psychoanalytiker scheinen im Prinzip nur versucht zu haben, sich selbst zu behandeln bzw. ihre Störungen zu verallgemeinern, damit sie nicht aus der Norm fielen. Ihre Theorien sind Abhandlungen ihrer eigenen Gestörtheiten – mehr nicht! Und dabei heißt es doch so schön, dass man nicht von sich auf andere schließen soll. Genau das haben die drei Herren jedoch getan – und so gewissermaßen behauptet, sie wären im Besitz des Steins der Weisheit der Psychologie! Herrschaftswissen nennt man so etwas. Oder Arroganz! Wenn jemand behauptet, er wisse ganz genau, wie die Psyche eines anderen funktioniert, wie also der andere überhaupt funktioniert …
Jeder Psychologe bzw. jeder Mensch, der nur einen Funken Ahnung von Wissenschaftstheorie hat, davon, wie Wissenschaft praktiziert wird, der weiß, dass jede wissenschaftliche Theorie falsifizierbar sein muss. Dass es also ein experimentelles Vorgehen in Bezug auf die Theorie geben muss, bei dem

als Ergebnis auch herauskommen kann, dass die Theorie falsch ist. Beispiel: Nehmen wir die Erdanziehungskraft. Sie können überall und jederzeit experimentell prüfen, ob die Theorie von der Gravitation stimmt. Alles, was Sie dazu brauchen, ist ein handlicher Gegenstand, zum Beispiel ein Stift. Nehmen Sie diesen einfach in die Hand, strecken Sie den Arm aus, lassen den Schreiber los – und schon liegt er zu Ihren Füßen. Trotzdem besteht jedes Mal erneut die Möglichkeit, dass der Gegenstand in der Luft hängen bleibt. Praktisch wird dies natürlich nicht passieren – es sei denn, Sie befinden sich im Weltall –, und Sie haben dank eines wissenschaftliches Experiments die Theorie von der Gravitation einmal mehr bestätigt.

Ein solches Prüfverfahren ist bei der Tiefenpsychologie nicht möglich. Sie können gerne versuchen, sich eines auszudenken, aber Sie werden scheitern. Die Tiefenpsychologie weiß nämlich einfach *alles*! Jedes menschliche Verhalten, jeden Gedanken, jede Handlung – die Tiefenpsychologie ist bestens gewappnet, Ihnen jedes Phänomen im Rahmen ihrer »Theorie« zu erklären: Da ist das Es zu dominant, da drückt sich der Minderwertigkeitskomplex aus und dort wird etwas vom Kollektiven Unbewussten angeschwemmt!

Keine der drei Psychoanalysen ist auch nur im Ansatz eine empirisch-wissenschaftliche Theorie, sondern sie sind bloß ein paar billige Modelle, die sich immer wieder selbst bestätigen.

Die ernst zu nehmende Wissenschaft, auch die der Psychologie, weiß dies natürlich bereits, seit es die Tiefenpsychologie gibt, aber etwas dagegen unternehmen? Pustekuchen. Jahr für Jahr werden Unsummen von den Krankenkassen für tiefenpsychologische Behandlungen ausgegeben, deren therapeutischer Nutzwert äußerst zweifelhaft ist. Mittlerweile gibt es jede Menge an Studien dazu, die die Annahme bestätigen, dass die Tiefenpsychologie wenig mit einer Wissenschaft gemein hat, aber wen juckt's? Die Leute stürmen nach wie vor die psychoanalytischen Praxen! Da muss ich mich doch fragen: Warum ist das so?

Die Verteilung von Macht und Ohnmacht zwischen Therapeut und Klient – Der Trick mit dem Unbewussten

Die Antwort ist eigentlich ganz einfach. Sie basiert auf einem Trick, einer genialen Erfindung, die sich die Väter der Tiefenpsychologie ausgedacht haben – und die uns schon ein paar Mal begegnet ist: *Das Unbewusste*!
Ausgangspunkt ist eine einfache These, die da postuliert wird, und die auch jeder nachvollziehen kann: »Ich bin nicht immer Herr meines Selbst.« Wir alle machen manchmal Dinge, von denen wir uns hinterher fragen: »Wieso hast du das denn jetzt gemacht?« Wir können unser Verhalten selbst nicht immer erklären. Und nun kommt der Kniff, auf dem die gesamte Tiefenpsychologie basiert: die Behauptung, der Psychoanalytiker wüsste, wie das Unbewusste funktioniert! Und nicht nur das, nein. Er ist auch noch befähigt, dies dem Patienten zu erläutern und zur »Einsicht« in dessen Verhalten zu verhelfen. Und damit hält er den Schlüssel zur Heilung der Psyche in den Händen.
Dumm nur, dass diese Behauptung eigentlich nicht haltbar ist; sie ist eine reine Fiktion – die sich aber leider seit über 100 Jahren hält.

Erinnern Sie sich an die Anfangsepisode von jenem Psychoanalytiker, der sich bedroht fühlte und die Polizei rief, als einer seiner Klienten die psychoanalytische Methode gegen ihn selbst angewandt hat? »Sie tun mir Gewalt an«, war sinngemäß der Vorwurf des Psychoanalytikers. Die logische Schlussfolgerung daraus ist, dass die Tiefenpsychologie per se gewalttätig ist. Sie objektiviert ihre Klienten, denn die müssen das System und das tiefenpsychologische Denken übernehmen. Sie müssen lernen, wie ein Tiefenpsychologe zu denken. Tun sie das nicht, gibt es – das wird ihnen eingebläut – kein Entrinnen aus ihren psychischen Problemen. Also rennt der brave Klient wöchentlich bis zu drei Mal in die Praxis des Psychoanalytikers, legt sich auf die berühmte Couch und beginnt, seine Träume zu erzählen und wild vor sich hin zu assoziieren. Je nach Ausrichtung des Analytikers wird der seine Deutungen abgeben – oder eben auch nicht. Freud war dagegen, Deutungen abzugeben, der Klient sollte lieber eigenständig zur Einsicht gelangen. Daher ist das satirische Klischee vom Analytiker, der am Kopfende der Couch sitzt, sodass ihn der Klient nicht im Blickfeld haben kann, und der entweder Kreuzworträtsel löst oder einfach vor sich hin döst, keineswegs falsch. Solche Therapeuten gibt es wirklich!

So ist die Tiefenpsychologie letztendlich also nicht viel mehr als eine flache Untiefe, deren angebliche Tiefe einfach nur behauptet wird.

Die Psychoanalyse behauptet, dass alle Probleme aus der Kindheit stammen. Ich behaupte die Umkehrung: Die Menschen haben der Psychoanalyse viel zu viel Glauben und Vertrauen geschenkt, und die Gesellschaft hat ihr Glaubenssystem übernommen – nur deswegen sind die Menschen heutzutage davon überzeugt, dass ihre Probleme aus einer missratenen Kindheit stammen!

Tatsache ist: Negative Erfahrungen sind nichts grundsätzlich Schlechtes. Wir brauchen sie sogar, denn ohne sie können wir auch nicht wissen, wie sich eine positive Erfahrung anfühlt. Wie wollen Sie wissen, dass etwas schön ist, wenn Sie nichts

Hässliches kennen? Wie können Sie wissen, dass Zucker süß ist, wenn sie noch nie Salz gekostet haben?
Das Leben ist ein andauerndes Auf und Ab; mal geht es uns super, mal sind wir zutiefst deprimiert. Manchmal bekommen wir große Anerkennung, manchmal erfahren wir Ablehnung. Es gibt Menschen, die uns lieben, und Menschen, die uns nicht ausstehen können. All das ist normal.
In einer einigermaßen normal verlaufenden Kindheit lernen wir, mit alldem sinnvoll umzugehen. Ich gestehe ein, dass – abhängig von seinen Erfahrungen – das Selbstwertgefühl eines Kindes stärker oder schwächer ausgeprägt ist. Aber auch als Erwachsener kann man sein Selbstwertgefühl trainieren – und ein gesundes Selbstwertgefühl ist die Basis für ein zufriedenes Leben.
Die Tiefenpsychologie will uns nun weismachen, dass es einen psychisch wirklich gesunden Menschen gar nicht geben kann, weil doch jeder Mensch irgendwann in seiner Kindheit Kränkungen erlebt hat und dadurch automatisch psychisch »beschädigt« ist. Demnach müsste sich eigentlich jeder Mensch einmal auf die Couch eines Analytikers legen und sein Unbewusstes erforschen lassen. Aber wie unbewusst ist das Unbewusste eigentlich?

Ich habe eine Bitte an Sie, werte Leserin, lieber Leser: Ich werde in den nächsten beiden Kapiteln darlegen, warum es das Unbewusste eigentlich gar nicht gibt, und dass der umgangssprachliche Gebrauch des Wörtchens »unbewusst« auf einer gewissen Unschärfe der Sprache basiert. Meine These lautet, dass der tiefenpsychologisch tätige Psychotherapeut letztendlich seinen Klienten wegen des Unbewussten und seines (angeblichen) Wissens darüber in seiner Gewalt hat und ihn so objektiviert.
Um das zu erklären, halte ich es für notwendig, in einem kleinen Exkurs darzulegen, wie sich all das, was man unter »un-

bewusst« versteht, entweder begrifflich anders fassen lässt, oder anhand von Beispielen zu zeigen, dass es eben doch bewusst und nicht unbewusst ist.
Meine Privat-Lektorin hat nach erstmaligem Lesen dieser Kapitel etwas aufgestöhnt und war sich nicht sicher, ob hier tatsächlich der richtige Platz sei für einen Ausflug in dieses etwas kompliziertere Terrain, fand es dann nach dem zweiten Lesen jedoch sehr aufschlussreich.
Daher meine Bitte: Nehmen Sie sich ein bisschen Zeit für diese beiden Kapitel und lesen Sie sie vielleicht auch ein zweites Mal. Sie verlassen dabei allmählich gewohnten Boden, und wie wir alle wissen, ist es nicht immer einfach, ausgetretene Pfade zu verlassen und Neuland zu betreten. Vielen Dank.

Das Mysterium »unbewusst« und seine Entmystifizierung

Sigmund Freud erdreistete sich, seine »Entdeckung« des Unbewussten als dritte epochale Kränkung der Menschheit zu bezeichnen.

Dabei war er übrigens keineswegs der Erfinder des Unbewussten. Dem englischen Wissenschaftshistoriker Lancelot Law Whyte zufolge lässt sich der Begriff bis ins zweite Jahrhundert zum griechischen Arzt Galen zurückverfolgen. Nach Thomas von Aquin gibt es Vorgänge in der Seele, derer wir uns nicht unmittelbar gewahr sind, Blaise Pascals berühmter Ausspruch »Das Herz hat seine Gründe, von denen der Verstand nichts weiß« wird auch heute noch gerne benutzt. Dem Philosophen Gottfried Wilhelm Leibniz zufolge baut sich jede Wahrnehmung aus kleineren Bestandteilen auf, die unbewusst bleiben. Henri S. Ellenberger, ein Historiker des Unbewussten, vertrat die Auffassung, man könne bei Freud kaum eine Idee finden, die die deutsche Naturphilosophie und die romantische Medizin nicht schon bereits vorweggenommen hätten, und einer der Pioniere der wissenschaftlichen Psychologie, Hermann Ebbinghaus, meinte zur Freud'schen Vorstellung vom Unbewussten nur lakonisch, dass an dessen Theorien das, was neu sei, nicht wahr sei, und das, was wahr sei, nicht neu. Aber gut.

Kopernikus hatte den Menschen aus dem Mittelpunkt des Universums katapultiert, Darwin ihm den göttlichen Ursprung genommen und aufgezeigt, dass er »nur« das Ergebnis einer biologischen Evolution ist, und Freud zeigt ihm nun, dass er nicht einmal Herr seiner selbst ist, sondern in Wahrheit das Unbewusste alle Macht über ihn hat. Laut Freud gibt es im Gehirn bewusste Inhalte, auf die der Mensch jederzeit vollen Zugriff hat, dann das Vorbewusste, in dem er eine Weile suchen muss, bis er etwa den Namen eines bestimmten Schauspielers wiedergefunden hat, und schließlich das Unbewusste, auf das sein Träger keinen gesteuerten Zugriff hat.

Klingt (einmal mehr) ziemlich simpel und einleuchtend, ist es letztlich aber nicht. Wie genau definiert sich denn das Unbewusste? Versuchen wir einmal, durch eine Begriffsklärung hinter sein Geheimnis zu kommen. Dazu nähern wir uns dem Begriff erst einmal von seinem anderen Ende her und beschäftigen uns mit dem *Bewusstsein.*

Grundsätzlich gibt es zweierlei Arten von Bewusstsein, das *reflexive* (nachdenkende) und das *nicht-reflexive* (nicht-nachdenkende). Zu Ersterem gehört etwa das Abwägen und Darüber-Nachdenken, welches Auto ich mir kaufen soll, welches meinen Ansprüchen am ehesten gerecht wird, seine Größe, seine Geschwindigkeit, sein Verbrauch, seine Umweltbelastung usw.

Das Bewusstsein oder Wissen, wie ich heiße und wie alt ich bin, gehört jedoch zu Letzterem. Um diese Fragen zu beantworten, muss ich nicht groß nachdenken, das weiß ich aus dem Effeff; das Wissen ist sozusagen »einfach da«.

Wenn wir in der Alltagssprache den Begriff »unbewusst« verwenden, meinen wir damit meistens, dass sich ein bestimmter Sachverhalt außerhalb unseres Bewusstseins befindet. Warum mag jemand Aprikosenmarmelade lieber als Himbeermarmelade? Warum mag jemand Bier, aber keinen Wein? Warum hat der eine Rot als Lieblingsfarbe, warum der andere Blau? Wenn wir die Leute danach fragen, ernten wir häufig ein Schulterzucken und die Antwort: »Keine Ahnung. Ist einfach so.« Und schon haben wir uns einer Verwechslung der verschiedenen Bewusstseinsebenen »schuldig gemacht«. Mit unserer Frage haben wir nämlich die Reflexion des Befragten »aktiviert« – und der versucht, diese Fragen auf der Ebene der Reflexion zu beantworten. Die Tatsache, dass jemand Bier lieber mag als Wein, befindet sich aber auf der Ebene des Nicht-Reflektierten.

Ähnlich verhält es sich, wenn jemand einen Gegenstand in seiner Wohnung verlegt hat, einen Kugelschreiber etwa. Sobald er bemerkt, dass er den Kugelschreiber braucht, sucht er ihn dort, wo der sich normalerweise befindet oder befinden könnte. Findet er ihn dort aber nicht, stellt er sich meist selbst die Frage: »Himmel noch mal, wo habe ich ihn denn nun hingelegt?« Und schon ist er auf der Ebene der Reflexion! Erst wenn er versucht, sich daran zu erinnern, wann er den Kugelschreiber zum letzten Mal in der Hand gehabt hat, kommt er langsam wieder »runter« auf die Ebene der Nicht-Reflexion und erinnert sich beispielsweise daran, dass vor einer halben Stunde das Telefon geklingelt hat, als er gerade auf der Küchenzeile einen Einkaufszettel schreiben wollte. Da er wusste, dass der Anruf wichtig war, hat er den Kugelschreiber

einfach fallen gelassen und eben nicht auf seinen Schreibtisch zurückgelegt.
Noch einmal zurück zum »Lieber Bier als Wein«-Beispiel. Wenn wir da ein bisschen hartnäckiger nachfragen, kann es unter Umständen sein, dass der Befragte in sich hinein spürt und dann meint: »Na ja, ein guter Freund von mir hat sich vor Jahren totgesoffen – und er hat nie Bier, sondern nur Wein getrunken. Vielleicht deshalb.« Bei diesem »Blitzbesuch« in den eigenen Erinnerungen wurden weitaus mehr Gehirnzellen aktiviert als beim ersten Versuch, die Antwort auf der Ebene der Reflexion zu finden, dennoch befinden wir uns noch im Bereich des Nicht-Reflektierten.

Das Gehirn ist ein Organ, das aus Milliarden von Nervenzellen und -bahnen besteht, die untereinander verknüpft sind – wie die Straßen einer Stadt etwa. Es ist nun nicht so, dass konkrete Wissens- oder Gedächtnisinhalte an spezifischen ganz konkreten Stellen »abgelegt« sind. Um einen bestimmten Wissensinhalt zu finden, werden elektrische Impulse durch eine Reihe von Nervenbahnen geleitet, genauso, wie wenn man durch eine bestimmte Struktur von Straßen in einer Stadt läuft. Das Wissen befindet sich also nicht an einem bestimmten Ort, sondern erschließt sich mir durch einen Prozess: das Zurücklegen eines Weges der Impulse. Um an das Wissen heranzukommen, wie etwa der deutsche Fußballrekordmeister heißt, muss ich sozusagen einmal alle Straßen im Planquadrat C6 ablaufen. Erst dann habe ich den FC Bayern München in meinem Gehirn gefunden.

Okay, werden Sie nun sagen, dahinter steckte ja die *Absicht*, den deutschen Rekordmeister überhaupt finden zu wollen. Was ist aber mit dem ganzen anderen Wissen, dass sich in den Straßen der Stadt befindet, nach dem ich aber nicht su-

che, und von dem ich kaum weiß, dass es sich in meinem Hirn befindet? Ist das nicht doch unbewusst? Nein!
Nehmen wir an, irgendjemand ruft laut meinen Namen. Sofort sind die Straßen aktiviert, in denen sich das Wissen, wie ich heiße, befindet. War das vorher unbewusst? Natürlich nicht. Also ist auch das gerade nicht verwendete Wissen nicht unbewusst – sondern nur im Schlummerzustand.
Andererseits kann es natürlich vorkommen, dass irgendein Wissen irgendwo in den Straßen meines Gehirnes aktiv ist und mich beeinflusst – wie der Duft eines Restaurants, das sich in einem ganz anderen Stadtviertel befindet. So, wie ich den Duft riechen kann, spüre ich auch den Einfluss des Wissens. Dieser Duft rückt in den Fokus meiner *Aufmerksamkeit.* Übrigens auch dann, wenn ich den Duft selber gar nicht rieche, sondern nur spüre, dass ich Appetit auf eine bestimmte Speise bekomme, deren Duft da gerade eben herüberzieht. Das hat mit dem Thema »Bewusstsein« gar nichts zu tun, es handelt sich vielmehr um Einflüsse der Wahrnehmung.
Das, was Psychologen oft als »unbewusst« bezeichnen, ist in Wirklichkeit so etwas wie ein »stillgelegtes Bewusstsein« und nicht das »Unbewusste«. Unter dem Begriff »unbewusst« werden zahlreiche Phänomene subsummiert, die eigentlich unter Begriffe wie »Intentionalität« oder »Absicht« oder eben »Aufmerksamkeit« fallen, unbewusst sind sie deswegen noch lange nicht. Im Grunde handelt es sich um verschiedene Ebenen des Bewusstseins.

Lassen Sie mich kurz ein alternatives Modell des Bewusstseins darstellen, das diesen Unterschieden Rechnung trägt. Meines Wissens gibt es in der philosophischen Literatur kein Werk, dass das Bewusstsein so genau unter die Lupe nimmt – man kann sogar sagen »seziert« – wie das bereits erwähnte Buch *Das Sein und das Nichts* des französischen Philosophen

Jean-Paul Sartre. Seiner Ansicht nach gibt es vier Arten oder Ebenen des Bewusstseins: das *setzende-reflexive Bewusstsein*, das *nicht-setzende-reflexive Bewusstsein*, das *setzende-unreflektierte Bewusstsein* und das *nicht-setzende-unreflektierte Bewusstsein*. Klingt kompliziert, ist es aber gar nicht. »Reflexiv« heißt reflektieren, also über eine Sache nachdenken. Das »reflexive« Bewusstsein denkt also über einen Gegenstand oder ein Thema nach, beleuchtet es von allen Seiten. Das »nicht-reflexive« tut das nicht, es ist einfach Bewusstsein von etwas, z. B. bin ich im Augenblick Bewusstsein davon, dass ich an meinem Schreibtisch sitze und die Tastatur meines Computers bearbeite. Ich denke aber nicht darüber nach, ob das nun gut ist oder nicht, ob ich stattdessen lieber etwas anderes machen sollte, etwas essen sollte oder Ähnliches. Ich **bin** einfach Bewusstsein von mir als tippendem Schreiberling.

Den Begriff »setzend« bzw. »nicht-setzend« kann man auch einfach als »absichtlich« bzw. »unabsichtlich« übersetzen. Somit haben wir also ein absichtlich-nachdenkendes und ein nicht-absichtlich-nachdenkendes Bewusstsein, sowie ein absichtlich-nicht-nachdenkendes und ein nicht-absichtlich-nicht-nachdenkendes Bewusstsein.

Ein paar Beispiele:
Wie oben ruft jemand laut Ihren Namen: Sie merken sofort auf, heben Ihren Kopf und sehen nach, wer da nach Ihnen ruft. Unmerklich, unabsichtlich. Sie denken nicht darüber nach. Das ist ein Beispiel für die Ebene des »nicht-setzenden-unreflektierten Bewusstseins«. Genauso, wenn Sie etwa spazieren gehen und über einen Stein stolpern. Sie stolpern und versuchen, das Gleichgewicht zu behalten, um nicht zu stürzen. Sie denken nicht über das »Stolpern« nach, es ist

auch nicht absichtlich passiert, dennoch ist Ihnen natürlich bewusst, dass Sie stolpern.

Wenn Sie *danach* versuchen, nicht hinzufallen, ist der Versuch, Ihr Gleichgewicht zu halten, aber sehr wohl einer Absicht unterworfen, eben der Absicht, sich nicht weh zu tun. Aber auch dabei denken Sie nicht groß darüber nach, ob sie jetzt Ihren linken Arm im 60-Grad-Winkel heben oder mit dem rechten Fuß glatt auf dem Boden aufkommen müssen – Sie tun es einfach. Und Sie sind Bewusstsein davon, DASS Sie es gerade tun. Das wäre also ein Beispiel für »setzendes-unreflektiertes Bewusstsein«.

Oder »Auto fahren« (natürlich gilt das auch für »Fahrrad fahren«, »Ski fahren« und ähnlich automatisierte Vorgänge): Sie fahren durch die Stadt, um zu einem bestimmten Ziel zu gelangen. Sie kennen den Weg dorthin, sind ihn hundertmal gefahren. Da brauchen Sie nicht mehr darüber nachzudenken, Sie fahren einfach und summen laut den Song mit, der gerade im Radio läuft, oder denken »nebenbei« darüber nach, was Sie am nächsten Wochenende machen könnten – mal wieder die Tante zu besuchen, ins Kino gehen oder einfach faul auf dem Sofa herumliegen. Das sind alles Gedanken, die dem reflexiven Bewusstsein zugeordnet werden können – nicht jedoch das Autofahren. Neben diesen reflexiven Gedanken achten Sie natürlich weiterhin auf den Straßenverkehr um Sie herum, und jedem der Vorgänge des Autofahrens lässt sich eine bestimmte Absicht zuweisen: Sie geben etwa Gas, um noch über die grüne Ampel zu kommen, Sie schalten hoch, um Benzin zu sparen, Sie bremsen, weil jemand sich von der Nebenspur vor Sie gezwängt hat – alle diese einzelnen Vorgänge sind geprägt von verschiedenen Absichten. Dennoch denken Sie nicht darüber nach, wie man ein Auto steuert; das macht nur der Fahranfänger, der erst noch lernen muss, wie das Zusammenspiel von Lenken, Schalten, Kuppeln und Gas geben funktioniert. Bei Ihnen läuft das alles unreflektiert ab, aber dennoch sind Sie sich natürlich bewusst, dass sie gerade ein Auto lenken. Diese Art von Bewusstsein gehört also ebenfalls zum »setzenden-unreflektierten Bewusstsein«.

Gehen wir noch einmal spazieren … Sie haben kein bestimmtes Ziel, wollen einfach los, ein bisschen frische Luft schnappen. Während Sie nun so dahinschlendern, kommen Ihnen verschiedene Gedanken in den Sinn. Dass Sie z. B. endlich die Steuererklärung machen müssten, dass Sie mal wieder in Ihr Lieblingsrestaurant zum Essen gehen oder nächstes Jahr nach Ägypten in Urlaub fliegen könnten. Alle diese Gedanken sprudeln einfach so hervor, Sie hatten keinerlei Absicht, an die Steuererklärung, Ihr Lieblingsrestaurant oder Ägypten als Urlaubsziel zu denken. Aber Sie greifen diese Gedanken auf und »spinnen« sie ein wenig weiter. »Ja, die Steuererklärung ... Da fehlen mir noch die Unterlagen aus meinem Büro ... Sollte ich endlich mal heraussuchen und ordnen. Na ja, werde ich schon noch tun ...«
Oder das Lieblingsrestaurant: »Ja, da waren wir schon lange nicht mehr ... Wann war das letzte Mal? ... Ja, genau, vor Weihnachten ... Vielleicht können wir da ja nächste Woche mal hin ... Mal schauen ...«
Oder Ägypten: »Mensch, mein Freund Lothar hat so davon geschwärmt, die Pyramiden und die Sphinx – da ist doch Obelix hochgekraxelt und hat die Nase abgebrochen ... Wo war ich gerade? Ach ja! Ägypten, da sollten wir mal hinfahren …«
Hinter diesen Gedanken verbirgt sich keine bestimmte Absicht, sie kommen ganz von allein. Sie spinnen sie dann ein bisschen weiter und irgendwann verschwinden sie wieder aus Ihrem Bewusstsein.
Wenn Sie so ein wenig über ihre Gedanken nachdenken, ohne große Absicht, irgendetwas dabei konkreter werden zu lassen,

dann befinden Sie sich auf der Ebene des »nicht-absichtlich-nachdenkenden Bewusstseins«, also der des nicht-setzenden-reflexiven Bewusstseins.

Anders verhält es sich aber, wenn Sie konkret und mit der Absicht, tatsächlich im nächsten Jahr dorthin zu fliegen, über den Ägypten-Urlaub nachdenken. Sie überlegen sich, wann wohl die beste Reisezeit wäre, suchen im Internet nach Flügen und Hotels, informieren sich über Land, Leute und Gepflogenheiten, schauen sich bei Google Street View ein bisschen in Kairo um ... sprich, Sie denken konkret und absichtlich über Ägypten als Urlaubsziel nach. Und befinden sich damit auf der Ebene des »absichtlich-nachdenkenden Bewusstseins« bzw. des setzenden-reflexiven Bewusstseins.

Mit Hilfe dieser vier Arten oder Ebenen des Bewusstseins ist die Annahme eines *Unbewussten* vollkommen überflüssig geworden; alle Phänomene zum Thema »Bewusstsein« lassen sich damit beschreiben.
Übrigens ist damit natürlich auch klar, dass Tiere über Bewusstsein verfügen – wenngleich auch nicht über ein reflexives.

Ich weiß, das klingt ziemlich revolutionär – und gerade aus der Feder eines Psychologen, der doch von den Theorien der großen Wegbereiter überzeugt sein sollte –, aber tatsächlich ist »unbewusst« innerhalb der Psychologie ein völlig überflüssiger Begriff. Man braucht ihn einfach nicht. Aber ich weiß natürlich, dass es sehr schwer ist, alte Gewohnheiten einfach so auf den Müll zu werfen. Wahrscheinlich werden Sie deswegen noch einmal darüber nachdenken, ob meine (bzw. Sartres) Argumentation nicht doch einige Lücken aufweist.
Womöglich fällt Ihnen folgender Einwand ein: die »Erfahrung«. Je älter ein Mensch ist, desto mehr Lebenserfahrung

hat er. Als »alter Hase« geht er in seinem Berufsleben mit den gleichen Situationen wahrscheinlich ganz anders um als sein junger Kollege, der gerade erst von der Uni kommt.
Wenn der ältere Kollege in einer bestimmten Situation auf seine Erfahrung zurückgreift, so tut er dies doch nicht, indem er sein gesamtes Berufsleben noch einmal Revue passieren lässt, an ähnliche Situationen denkt wie die, in der er gerade steckt, und dann eine Handlungsentscheidung trifft. Das würde ja viel zu lange dauern. Nein, ohne zu überlegen greift er einfach auf seine Erfahrung zurück und entscheidet sekundenschnell! Ist dieses Erfahrungswissen nicht doch unbewusst?
Nicht bei Sartre. Der hat auch hier wieder einen alternativen Begriff geprägt, der das Phänomen der raschen Erfahrungsentscheidung treffend beschreibt: die »gelebte Erfahrung«. Darunter versteht er die Gesamtheit aller Erfahrungen des bisherigen Lebens eines Menschen.

Ziehen wir noch einmal das Stadtplan-Beispiel von oben heran. Wenn ein Mensch eine Situation in seinem Berufsleben zum ersten Mal durchlebt, schießen elektrische Impulse durch bestimmte Straßen der Stadt. Macht er die Erfahrung der gleichen Situation ein zweites Mal, verästelt sich das vorherige Muster noch einmal. Befindet er sich dann während seines Berufslebens noch sehr viele Male in der gleichen Situation, hat sein Gehirn alle möglichen Straßen rund um die Situation abgefahren, weiß also um alle möglichen Umwege, ist in allen möglichen Sackgassen und Einbahnstraßen gelandet und kennt so den kürzesten Weg. Nicht unbewusst, sondern altbekannt.
Freilich kann sich die gelebte Erfahrung niemals ganz auf sich selbst hin durchdringen, d. h. der Prozess der gelebten Erfahrung ist ständig im Gange und hört erst mit dem Tode auf.

Auf der Ebene des reflexiven Bewusstseins bleibt er verborgen, sonst würde quasi die Reflexion über sich selbst reflektieren, was aber nicht geht. Es gibt keine Meta-Reflexion. Da beißt sich die Katze einfach in den Schwanz! Meine eigene Subjektivität kann ich niemals objektivieren und einer Untersuchung unterziehen, da kann ich mich gedanklich noch so sehr auf die Hinterbeine stellen. Es ist und bleibt unmöglich und fällt damit letztlich aus dem Begriffsbereich »bewusst-unbewusst« heraus.

Vielleicht fahren Sie ein weiteres (etwas umstrittenes) Geschütz auf: das der *unterschwelligen* oder *subliminalen Wahrnehmung*.
Wenn ich an »unterschwellige Wahrnehmung« denke, fällt mir dabei immer eine Folge der von mir einst heiß geliebten Krimiserie aus den 70er-Jahren um den knautschigen Inspektor Columbo ein. Das Mordopfer wurde kurz vor einer Filmvorführung dabei mit ein paar Häppchen Kaviar durstig gemacht. In den Film, der bei der Vorführung kurz danach gezeigt wurde, hat der Mörder ein paar einzelne Bilder hineingeschnitten, auf denen erfrischende Getränke abgebildet waren. Diese Bilder lagen im Film unterhalb der Wahrnehmungsschwelle, konnten also vom Opfer gar nicht bewusst wahrgenommen werden. Dennoch verließ es den Vorführraum, noch während der Film lief, um sich ein Glas Wasser zu holen. Das war dann sein Todesurteil.
Es gab in den 60er- und 70er-Jahren des vorigen Jahrhunderts jede Menge Experimente zur subliminalen Wahrnehmung. Vor allem in der Werbepsychologie wurden die Ergebnisse heftig diskutiert, zeigten sie doch, dass tatsächlich Einflüsse der unterschwelligen Wahrnehmung auf das Verhalten der Versuchspersonen einwirken. Also gibt es doch eine unbewusste Wahrnehmung?

Nein, denn hier werden wieder einmal zwei Themenkomplexe miteinander vermischt, die wenig miteinander zu tun haben: Bewusstsein und Wahrnehmung. Denken wir noch einmal an den Duft, der mir in die Nase weht und mich dazu veranlasst, Appetit auf eine bestimmte Speise zu bekommen. Dabei spielt es zum Beispiel eine Rolle, ob mein Körper gerade Nahrung braucht und deshalb auf den Geruch anspringt, um mir dann vehement zu signalisieren, dass ich Hunger habe. Stehe ich aber völlig gebannt vor einer Großleinwand und feuere die Jungs von der Fußballnationalmannschaft an, kann mir der Duft durchaus entgehen. Meine Wahrnehmung hängt also sowohl von meinem körperlichen Zustand als auch von meinen momentanen Handlungsabsichten ab. Der Themenkomplex »Bewusstsein« ist hier irrelevant, ebenso wie das andere Ende des Spektrums, das »Unbewusste«.

Um zu seinen Überlegungen bezüglich des Bewusstseins zu gelangen, hat sich Jean-Paul Sartre übrigens einer wissenschaftlichen Methode bedient, die man **Phänomenologie** nennt, und die ein paar Hundert Jahre früher schon René Descartes zu seinem berühmten »Ich denke, also bin ich« geführt hat. Bei dieser Methode geht man vom Hier und Jetzt aus und stellt sich die Frage »Was kann ich überhaupt sicher wissen?« Und da blieb für Descartes eben nichts weiter übrig als jenes »cogito ergo sum«, das eigentlich bedeutet: »Ich zweifle, also bin ich.« Descartes war nämlich aufgefallen, dass er die Existenz aller Dinge um ihn herum anzweifeln könne, den Sessel, in dem er saß, die Wärme des Feuers im Kamin, das Lodern seines Scheins ebenso wie das Knistern des Holzes. All das könne ja auch ein Traum sein, selbst sein Diener, der ihm eben noch ein Glas Wasser gebracht hat, müsse nicht notwendigerweise ein echter Mensch sein, es könne sich bei ihm auch nur um eine Puppe oder einen Roboter handeln. Wenn er nun alles um sich herum bezweifelte, was bliebe dann überhaupt noch übrig? Nun, ganz einfach: die Tatsache, DASS er zweifelt, dass es ihn also geben muss, da er der Träger dieser Zweifel ist. Und fertig war einer der größten philosophischen Gedanken überhaupt.

Später gelang es Sartre auch als Erstem in der Philosophiegeschichte, die Existenz des Anderen zu beweisen, dass es also außer uns selbst tatsächlich noch andere »echte« Menschen gibt. Eigentlich schweift dieser Beweis zwar viel zu weit vom Thema ab, aber Sie sind nun neugierig geworden, stimmt's?
Also gut.
Es ist ganz einfach. Der Beweis der Existenz eines anderen Menschen außer mir, liegt im so genannten *Blickphänomen*. Ich werde erblickt. Das kann kein Ding, kein Baum, kein Roboter und auch nicht wirklich Tiere (Stichwort: Projektion).
Wieder ein Beispiel: Nehmen wir an, Sie wohnen wie ich in München, waren gestern Abend auf einem sommerlichen Spaziergang im Englischen Garten und haben noch eine Maß Bier im Biergarten getrunken. Auf dem Heimweg war es dann dunkel. Zu Hause angekommen, stellen Sie fest, dass sie Ihren prall gefüllten Geldbeutel verloren haben. Da Sie noch wissen, dass Sie im Biergarten gezahlt haben und Ihre Geldbörse beim Verlassen des Biergartens noch in Ihrer Gesäßtasche gespürt haben, müssen Sie ihn auf dem Nachhauseweg verloren haben. Da es jetzt jedoch dunkel ist, macht es nicht viel Sinn, nach ihm zu suchen. Sie legen sich also schlafen und stellen den Wecker auf Sonnenaufgang.
Kaum ist es hell geworden, betreten Sie wieder den noch völlig menschenleeren Englischen Garten und beginnen zu suchen. Ihr Augenmerk liegt unten am Boden – auf und um den Weg herum, den sie gestern Nacht zurückgegangen sind. Im Übrigen sind Sie – wie gesagt – allein, der ganze Englische Garten (oder zumindest der Teil, den sie sehen können) gehört ir-

gendwie Ihnen. In der Philosophie spricht man vom *Anschauungsraum*, der hier Ihrer ist.
Plötzlich betritt ein älterer Herr die Wiese. Ist es wirklich ein Herr? Ein Mensch? Oder haben die Japaner vielleicht einen zum Verwechseln ähnlichen Roboter geschaffen? Wie auch immer: Automatisch spüren Sie ein gewisses Unwohlsein. Bisher war der Englische Garten Ihrer, dieses Wesen dort drüben tut nun aber so, als »gehöre« er ihm: Er setzt sich auf eine Bank, breitet sie Arme aus und lässt seinen Blick in die Baumkronen schweifen.
Sartre hat das ganz drastisch ausgedrückt; er spricht vom »Ausbluten« Ihres Anschauungsraumes, gleichbedeutend mit einem Diebstahl. Dieses Wesen drängt Sie aus dem Zentrum Ihres Anschauungsraumes, es entreißt Ihnen Ihre Welt!

Eine besondere Rolle spielt dieser Anschauungsraum übrigens in Fahrstühlen: Die »gehören« praktisch niemandem – anders etwa als das Büro Ihres Chefs. Da wissen Sie schon beim Betreten desselben, dass dies nicht Ihr Raum ist. Im Fahrstuhl sind alle Mitfahrer in der Regel gleichberechtigt. Daher haben wir aber auch alle das Gefühl, dass wir hier Rücksicht nehmen müssen, uns den Fahrstuhl also nicht aneignen dürfen. Und deswegen starren wir dann stur in der Gegend herum, vermeiden es, jemanden direkt anzuschauen und fühlen uns unwohl.

Aber zurück zu Sartres Beweis des Anderen: Trotz der Störung durch den Eindringling in Ihrem Anschauungsraum setzen Sie die Suche nach Ihrer Brieftasche fort. Zehn Minuten später werden Sie tatsächlich fündig! Ihr Geldbeutel liegt in einem Gebüsch, ganz vorne in den ersten Sträuchern.
Sie schicken sich gerade an, sich herunterzubeugen, als sie plötzlich tiefer im Gebüsch versteckt ein Pärchen entdecken,

das gerade beim Liebesspiel ist. Vorsichtig bewegen Sie Ihre Hand nach unten zur Brieftasche, ergreifen sie und heben sie auf – als sie schlagartig merken, dass jenes Wesen von der Parkbank hinter ihnen steht und sie anblickt! Das ist DER Moment! Oder, um es mit den Worten meines ehemaligen Dozenten zu sagen: *Der Augenblick des Schauders.* Sie merken in diesem Augenblick nämlich, dass dieses Wesen Sie BEURTEILT! Sie wissen zwar nicht, ob es Sie für einen Spanner, einen Dieb oder beides hält, Sie wissen nur, SIE SIND GEMEINT, das Urteil trifft SIE!

Natürlich dauert dieses Gefühl nur einen Moment, und wir haben uns im Laufe unseres Lebens daran gewöhnt, dass wir immer wieder angeschaut oder erblickt werden, aber dennoch liegt in diesem Moment eine Wahrheit, die wir nicht beeinflussen können: die Wahrheit des Anderen! Bei diesem anderen Wesen MUSS es sich zwingend um einen Menschen, um ein Subjekt handeln, niemals könnte ein Objekt Sie beurteilen; dazu bedarf es notwendigerweise eines anderen Bewusstseins, eines anderen Menschen. Durch die Subjektivität des Anderen bin ich in diesem Augenblick zu einem puren Objekt geschrumpft, das vom Anderen bewertet und beurteilt wird.
Widerfährt einem jenes Phänomen des »Erblickt-Werdens«, so löst das nicht nur irgendein zumeist unangenehmes Gefühl aus, sondern es handelt sich gewissermaßen um ein Urerlebnis: das Urerlebnis eben, dass es den Anderen gibt und von dem auch in biblischen Erzählungen die Rede ist, wenn z. B. Adam und Eva dadurch, dass sie von anderen Menschen erblickt werden, sich ihres Nacktseins bewusst werden. Der Andere raubt uns mit seinem Blick unsere Welt, er beurteilt und bewertet uns so, als wären wir nur irgendwelche anderen Objekte innerhalb seines Anschau-

ungsraumes. Sein Blick bedeutet ein Werturteil, dem wir nur dadurch entgehen bzw. es ändern können, indem wir nun unsererseits ihn anblicken und ihn damit wieder zum Objekt unseres Anschauungsraumes machen, zum Gegenstand unserer Welt – nach dem Motto: »Wer sind Sie überhaupt, dass Sie sich erdreisten, sich an mich heranzuschleichen und mich einfach zu beobachten!«

Jenes Duell der Blicke widerfährt uns freilich alltäglich, wenn auch in unterschiedlichem Ausmaß, sodass wir uns mittlerweile daran gewöhnt haben. Nur in manchen Situationen trifft er uns erneut – jener »Schauder«, der uns wissen lässt: Der Andere ist nun im Besitz unserer Welt. Meistens sind das solche Momente, in denen wir getadelt werden (oder auch besonders gelobt).
Die Erfahrung des Erblickt-Werdens äußert sich nicht nur in vielen Höflichkeitsregeln (wie beim Aufzug fahren), sondern auch in vielen Mythen, etwa in der Geschichte vom *Blick der Medusa* oder der Erzählung von *Orpheus und Eurydice*, aber auch in vielen alltäglichen Sprachwendungen wie etwa »den Blick senken«, »die Augen niederschlagen«, »durchschaut werden« oder sich irgendwo nicht mehr »blicken lassen können«.

Beenden wir nun diesen kurzen Exkurs in die Philosophie und schauen einmal, was die modernen Neurowissenschaften zum Thema »unbewusst« sagen.

(Obige Beispiele sind mir übrigens seit meinem Studium im Gedächtnis geblieben. Mein Dozent, der es in seinen Vorlesungen immer wieder gewagt hat, über den Tellerrand hinauszudenken, der die hoch komplexen Philosophien Sartres erklären konnte wie kein anderer und sich mit vielen anderen faszinierenden Themen beschäftigt hat, jener Claus-Christian Schroeder, der heute noch im Seniorenstudium lehrt, besitzt nun eine Website, auf der all diese Vorlesungen auf CD oder DVD zu bestellen sind. Für jeden, der daran interessiert ist: www.mp3-kolleg.de)

Quod Libet – oder: Das »Unbewusste« und die Neurowissenschaften

Waren Psychoanalytiker und Tiefenpsychologen in den 70ern und Anfang der 80er-Jahre des vorigen Jahrhunderts noch jeder Menge an Kritik von wissenschaftstheoretischer Seite nahezu hilflos ausgeliefert (siehe dazu auch das äußerst aufschlussreiche Buch *Tiefenschwindel* des Wissenschaftsjournalisten Dieter Zimmer), ging ab Mitte der 80er-Jahre ein Jubelschrei durch die Schar der Anhänger des Unbewussten: Ja! Freud hatte doch Recht! Es gibt das Unbewusste! Und es ist noch viel mächtiger, als wir dachten! Grund für den Jubel waren die Ergebnisse eines berühmten Experiments des amerikanischen Neurophysiologen Benjamin Libet, das in die Geschichte einging.
(Dem 2007 verstorbenen Libet war das vermutlich gar nicht so recht; er glaubte nämlich trotz der Ergebnisse seines Experiments weiterhin an Willensfreiheit.)

Zum Experiment: Die Versuchspersonen wurden an ein Elektroenzephalogramm (EEG) und an ein Elektromyogramm (EMG) angeschlossen und verkabelt. Mit dem EMG kann man die Muskelaktivität messen, mit dem EEG werden Spannungsschwankungen an der Oberfläche der Kopfhaut gemessen, mit Hilfe derer sich Rückschlüsse ziehen lassen auf die elektrische Aktivität des Gehirns, konkreter gesagt auf das Bereitschaftspotenzial, das im Vorfeld von absichtlichen

Muskelbewegungen auftritt. Stellen Sie sich einen geladenen Revolver vor, an dessen Abzug Sie langsam ziehen. Irgendwann überschreiten Sie eine Schwelle, an der Sie nicht mehr zurückkönnen und es nur noch »Bumm!« macht. (Merken Sie sich bitte diese Analogie, ich komme nachher noch einmal auf sie zurück.)
Die Versuchspersonen saßen nun auf einem Stuhl, auf dessen Armlehnen je ein Knopf angebracht war. Vor ihnen stand eine Art Uhr, deren Zeiger sich im Uhrzeigersinn bewegte. Die Probanden konnten sich nun willkürlich entscheiden, welchen der beiden Knöpfe sie drücken wollten. Allerdings sollten sie sich die »Uhrzeit«, zu welcher sie ihre Entscheidung trafen, merken und dann drücken.
Aus den Messwerten ergab sich – verkürzt gesagt –, dass das Bereitschaftspotenzial um 0,3 Sekunden früher gemessen werden konnte als die »Uhrzeit«, die die Versuchspersonen für ihre Entscheidungen angegeben hatten. Das Hirn »wusste« also schon, dass es handeln würde, noch bevor der Proband sich überhaupt entschieden hatte!
Wow!
Nehmen Sie sich ein paar Augenblicke Zeit, um über die Konsequenzen dieser Ergebnisse nachzudenken.
Von wegen – ICH bin Herr meiner Entscheidungen, oh nein, ich bin höchstens ein ausführendes ORGAN einer Art Homunkulus, der irgendwo in den Nervenbahnen und Ganglien meines Gehirns herumkreucht! Willensfreiheit, ade! Wir sind die Sklaven unserer Synapsen!
Psychoanalytiker jubeln, Sprachphilosophen schlagen die Hände über ihren Köpfen zusammen, Normalbürger sollten eigentlich nur darüber schmunzeln.
Warum? Dazu gleich mehr, lassen Sie mich nur noch kurz erzählen, was dieses Experiment alles ausgelöst hat. Seitdem hauen sich nämlich – ich hätte fast gesagt: ganze Generati-

onen – Hirnforscher und Philosophen gegenseitig die Köpfe darüber ein, ob man die Ergebnisse dieses Experiments auch anders interpretieren kann und wenn ja, wie?
Die einen fallen zurück in die dunkelsten Zeiten des Determinismus und behaupten, der Mensch sei vollständig vorherbestimmt. Sie lehnen den Dualismus Geist/Gehirn ab und verstehen Menschen schlicht als Bioautomaten. Da wird dann der alte Turing-Test aus den 1980er-Jahren hervorgekramt, jener Hoch-Zeit der Diskussionen um Künstliche Intelligenz, als man annahm, das menschliche Gehirn funktioniere wie ein gigantischer Computer – ein Glaube, der Gott sei Dank längst zu den Akten gelegt wurde. Der Kybernetiker Alan Turing hatte damals gefragt, wenn er einen Computer bauen würde, mit dem man sich intelligent unterhalten könne, und der agieren und reagieren würde wie ein ganz normaler Mensch, wäre der dann immer noch »nur« ein Computer?
Die beiden Neurowissenschaftler und Hirnforscher Wolf Singer aus München und der Bremer Gerhard Roth stellten sich an die Spitze einer Bewegung, die für die Abschaffung der Willensfreiheit plädiert und als Konsequenz davon nicht nur gleich das Strafrecht ändern möchte (Straftäter können letztendlich ja nichts für ihre Taten, da sie doch determiniert waren), sondern auch die bisherige Pädagogik.

»Geht's noch?«, werfen andere ein, wie der Marburger Philosoph Peter Janich, der erst einmal eine genaue Definition der Begriffe »Geist«, »Freiheit«, »Wille«, »Kognition« und »Gefühl« fordert, ehe sie allesamt durch den Mixer der Neurowissenschaften gedreht werden.

Die Diskussion tobt nun seit gut 20 Jahren. Tiefenpsychologen haben schnurstracks die »International Neuro-Psychoanalysis Society« gegründet, die auch das Magazin *Neuro-Psychoana-*

lyse herausgibt. In der hier diskutierten neuen Analyseform sollen Neurowissenschaft und Psychoanalyse zu einem Weltbild vereint werden, das als ein modernes intellektuelles Gerüst für die Psychiatrie des 21. Jahrhunderts fungieren soll, wie es der aus Österreich stammende amerikanische Neuroforscher Eric Kandel formulierte. Mark Solms, einer der Herausgeber des benannten Journals erdreistete sich sogar, im *Spiegel Spezial 4/2003 Die Entschlüsselung des Gehirns* Folgendes zu schreiben: »Zweifellos: Viele von Freuds Annahmen sind heute überholt. Trotzdem scheue ich mich nicht zu prophezeien, dass sein kühner Entwurf einer Geistestheorie dazu bestimmt ist, für die moderne Hirn- und Verhaltensforschung eine ähnliche Rolle zu spielen wie Darwins Evolutionstheorie für die moderne Genetik. Was Freud in groben Konturen aus seinen klinischen Beobachtungen schloss, erweist sich als durchaus tauglicher Rahmen, in den sich die unvorstellbar komplexen Details, die uns die Labors weltweit liefern, schlüssig zu fügen scheinen.«
Schließlich kam dann noch der Hirnforscher John Dylan-Haynes, der in Leipzig das Libet-Experiment mit Hilfe der funktionellen Magnetresonanztomographie – besser bekannt als Kernspintomographie – wiederholte und durch die neuere Technik viel genauere Ergebnisse erhielt. Demnach wird das Hirn bereits zehn Sekunden vor einer Handlung aktiv!
Momentan sitzt Dylan-Haynes noch an einem Folge-Experiment, durch das er seine Versuchspersonen darauf testen möchte, ob sie innerhalb der zehn Sekunden »Bereitschaftsdienst« eine zuvor bereits getroffene Entscheidung doch noch ändern können. Ich bin gespannt, was dabei herauskommt.

Wenn wir die ganze Problematik mit der phänomenologischen Methode untersuchen, gewinnen wir viel schneller Klarheit darüber, was vor einer Willensentscheidung – spon-

tan oder auch nicht – abläuft, und wieso das Bereitschaftspotenzial so früh aktiv wird.
Ziehen wir dazu das zuvor erwähnte Revolver-Beispiel heran: Stellen Sie sich vor, Sie stehen an einem Schießstand und sollen sich entscheiden, ob Sie mit dem Revolver auf eine linke, grüne Scheibe schießen oder auf eine rechte, rote. Noch bevor Sie sich entscheiden, müssen Sie sich auf die Entscheidung vorbereiten, also den Revolver in die Hand nehmen, den Arm ausstrecken und den Hahn anspannen. Das alles geschieht vor der eigentlichen Entscheidung, der Auswahl der Scheibe. Das Gehirn und sein Bereitschaftspotenzial sind also längst aktiv! Und dann bleibt immer noch Zeit, bis der Abzug über den Point of no Return gezogen ist, der Schuss sich also unweigerlich löst.
Genauso wie dem eigentlichen Schuss – der Entscheidung also – einiges vorangeht, passiert das auch im Hirn: Es bereitet sich vor. Dies hat der Psychologe Christoph Herrmann in einem Experiment untersucht und damit letztendlich die Konsequenzen des Libet-Experiments ad absurdum geführt. Herrmann konnte nämlich nachweisen, dass selbst bei Versuchspersonen, die noch gar nicht wussten, dass sie einen rechten oder linken Knopf drücken sollten, das Bereitschaftspotenzial auftrat! Je nach Situation ist das Gehirn also schon eine ganze Weile vor der Aktion aufmerksam.

Es ist wie beim Autofahren. Jemand, der am Steuer eines Wagens sitzt, kann noch gar nicht wissen, ob und wenn ja, welche brenzlige Situation ihn erwarten könnte. Er weiß aber, dass er Auto fährt und sich bereits dadurch die Möglichkeit für brenzlige Situationen ergeben hat. Er weiß, dass er womöglich bald scharf bremsen oder irgendeinem überraschend auftauchenden Hindernis ausweichen muss, er weiß, dass ihm jemand die Vorfahrt nehmen oder ein Radfahrer kurz vor seinem Wagen stürzen könnte. Er ist also eingestellt auf solche Situationen; allein dadurch, dass er in den Wagen gestiegen und losgefahren ist, hat er sich dafür bereit gemacht.

Unser Gehirn ist also sehr selbstständig. Sogar wenn wir beim Autofahren das Radio voll aufdrehen, mitgrölen und meinen, eigentlich recht entspannt zu sein, ist unser Gehirn in Alarmbereitschaft, wenn auch nur im ersten Gang. Passiert aber etwas Unvorhergesehenes, kann es blitzschnell in den 3., 4. oder 5. Gang hochschalten und entsprechende Reaktionen ausführen lassen.
Nicht, dass wir uns missverstehen: Das heißt nicht, dass Sie Ihre Obacht im Straßenverkehr getrost herunterfahren dürfen, weil ja Ihr Gehirn für Sie aufpasst – oh nein! Auch die Fähigkeiten des Gehirns sind begrenzt. Wenn wir eine Gefahr nicht irgendwie durch unsere Sinne erfassen, kann das Gehirn auch nichts tun, um sie abzuwenden. Für Sie und Ihr Verhalten haben diese Erkenntnisse zunächst keine Konsequenzen, aber für die Psychologie zeigt sich hierdurch ganz deutlich: Nix mit »Unbewusstsein«, sondern einfach verschiedene Stufen des Bewusstseins bzw. der Wahrnehmung. Also: Tiefenpsychologie ade!

Dennoch prägt das analytische bzw. tiefenpsychologische Denken (leider Gottes) seit einem Jahrhundert viele psychologische Gedanken – wenn nicht sogar ein gesamtes psychologisches Weltbild. Und daran orientieren sich natürlich auch teilweise Nicht-Tiefenpsychologen. Es hat sich in unzähligen Praxen und Behandlungsräumen regelrecht eingenistet – zum Wohle des Therapeuten, aber nicht unbedingt auch des Klienten.

Obwohl ich einräume, dass es unter Tiefenpsychologen und Psychoanalytikern durchaus ausgezeichnete Therapeuten gibt. Ich kenne viele engagierte, gute Analytiker, die ganz zum Wohle ihrer Klienten arbeiten. Denn sogar mit einer eigentlich unsinnigen Methode bzw. mit einer Methode, die auf falschen Prämissen basiert, kann man sinnvoll umgehen. Einzige Grundvoraussetzung für eine erfolgreiche Therapie ist meiner Meinung nach lediglich – und dies werde ich im zweiten Teil belegen –, dass der Therapeut eben nicht nur Psychoanalytiker, sondern auch einfach *Mensch* ist.

Von Doktoren und Psychologen – Eine kleine »Titel«-Geschichte

Ein **Psychiater** ist immer ein Facharzt für Psychiatrie, d. h. er hat zunächst Medizin studiert und nach seinem Staatsexamen und seiner Approbation als Arzt eine mehrjährige Zusatzausbildung absolviert – meistens in einer psychiatrischen oder psychosomatischen Klinik – und dabei einen Katalog an Fällen unter Anleitung seiner Oberärzte »abgearbeitet«. Als Psychiater kann er danach entweder weiterhin in Kliniken tätig sein oder seine eigene Praxis eröffnen.

Im Falle einer psychischen Störung oder Erkrankung ist er nach dem Hausarzt wahrscheinlich der erste Ansprechpartner. Er macht eine erste Anamnese, d. h. er dokumentiert die Krankheitsgeschichte und stellt eine erste Diagnose. Abhängig hiervon wird er ggf. einen Klinikaufenthalt nahelegen oder eine Psychotherapie verschreiben. Diese führt er entweder selbst durch oder er verweist (in den meisten Fällen) an einen anderen Psychotherapeuten. Im Gegensatz zu Psychotherapeuten darf er als Arzt auch Medikamente verschreiben. Psychotherapeuten dürfen dies in der Regel nicht, es sei denn sie sind so genannte »Ärztliche Psychotherapeuten«. (Zu diesen komme ich später noch.)

Apropos Medikamente: Leider herrscht verbreitet immer noch die Meinung, Psychopharmaka oder Antidepressiva würden die Patienten ruhigstellen, abstumpfen, sie auf gut Deutsch »Banane« machen. Viele haben dabei sicherlich noch den abgestumpften Blick eines Jack Nicholson vor Augen, den er im Film *Einer flog über das Kuckucksnest* aufsetzte. Der Film ist jedoch mittlerweile 35 Jahre alt und seitdem hat sich auf dem Gebiet der Pharmaforschung jede Menge getan. Antidepressiva und Psychopharmaka sind heute meistens sehr gut verträglich und besitzen kaum Nebenwirkungen. Man kann sie also nach Absprache beruhigt einnehmen.
Übrigens stellen auch neuere Fernsehproduktionen wie etwa die deutsche Serie *Bloch* mit Dieter Pfaff als übergewichtiger Psychotherapeut ein verzerrtes Bild von den Zuständen in psychiatrischen Krankenhäusern dar.
Interessant erscheint mir in diesem Zusammenhang auch, dass Deutschland eines der wenigen Länder ist, in dem es neben psychiatrischen Krankenhäusern auch »Psychosomatische Kliniken« gibt. Dies scheint ebenfalls in einer ablehnenden Haltung gegenüber rein psychiatrischen Kliniken und medikamentösen Behandlungen zu wurzeln. Man nimmt an, dass die Patienten unter der Fuchtel von Ärzten und Krankenschwestern stehen und lediglich verwahrt werden. Das ist jedoch völliger Blödsinn! Psychiatrische Kliniken sind heutzutage längst perfekt durchorganisierte Häuser, in denen die verschiedenen Berufsgruppen (Ärzte, Psychotherapeuten, Sozialpädagogen, Pfleger etc.) ein auf den Patienten genau zugeschnittenes Konzept anbieten, bei dem das therapeutische Vorgehen rund um die Uhr im Mittelpunkt steht. Das fängt bereits damit an, dass sehr genau überlegt wird, welcher Patient mit welchem auf ein Zimmer kommt, und geht über in ein ausgeklügeltes therapeutisches Konzept aus medikamentöser Behandlung, psychotherapeutischen Einzel- und Gruppensit-

zungen, verschiedenen weiteren therapeutischen Angeboten wie Ergotherapie, Kunsttherapie bis zu einer Anzahl von Freizeitangeboten. Bei schweren psychiatrischen Störungen kann es dabei schon helfen, wenn der erste Schritt für den Patienten hin zu seinem besseren Leben darin besteht, dass er zunächst die Verantwortung für das Blumengießen auf seiner Station übernimmt.

Wegen der negativen Konnotation des Begriffs »Psychiatrie« in Deutschland haben viele Kliniken beschlossen, sich in »psychosomatische Kliniken« umzubenennen. Das Vorgehen ist das Gleiche, da im Grunde jede Krankheit psychosomatischer Natur ist. Selbst bei einem harmlosen Knochenbruch ist zumeist die Stimmung des Patienten in Mitleidenschaft gezogen.

Aber zurück zu den Akteuren. Zur Erinnerung: Grundprinzip der Tiefenpsychologie ist, dass unbewusste psychische Vorgänge – oder einfacher gesagt: das Unbewusste – das menschliche Verhalten und Erleben entscheidend prägen. Psychische Zustände sind immer ein Zusammenspiel (Psychodynamik) von verschiedenen mehr oder weniger unbewussten Prozessen, Trieben und Motivationen. Banaler ausgedrückt suchen **Tiefenpsychologen** immer in der Vergangenheit ihrer Patienten nach den unbewussten Ursachen für ihr Leiden, während andere Therapien sich mehr um die Zukunft und die Ziele ihrer Klienten kümmern.

»Tiefenpsychologe« ist also keine eigenständige Berufsbezeichnung, die Kategorisierung gibt lediglich Auskunft über den psychologischen Ansatz des Therapeuten.

Psychoanalytiker darf sich nur nennen, wer als Arzt oder Psychologe eine mehrjährige Zusatzausbildung absolviert hat.

Natürlich gibt es auch andere Therapiezweige in der Psychotherapie: Bereits zur Zeit der Jahrhundertwende des 19./20.

Jahrhunderts gab es andere psychologische Denkrichtungen, wie etwa den **Behaviorismus** (»Behavior« heißt einfach »Verhalten«) und die **Kognitionspsychologie**.

Vorläufer des Behaviorismus ist der bereits anfangs erwähnte Iwan Petrowitch Pawlow mit seiner **Klassischen Konditionierung**. 1913 veröffentlichte der ebenfalls bereits genannte John B. Watson einen Artikel, in dem er die Meinung vertrat, man solle psychische Vorgänge nicht anhand von wahrnehmungsorientierten Aspekten beurteilen, sondern eine naturwissenschaftlich basierte Methode anwenden. Daher entwickelte er ein Reiz-Reaktions-Schema. Als *Reiz* verstand er dabei nicht nur eine Veränderung innerhalb der äußeren Umwelt, sondern auch physiologische Veränderungen im Inneren des Menschen, beispielsweise ein »leerer Magen«. Er zeigte auf, dass der Mensch geprägt ist von Mechanismen der Verstärkung oder Belohnung bzw. der Bestrafung oder Nicht-Verstärkung.

30 Jahre später erweiterte der amerikanische Psychologe Burrhus Frederic Skinner (1904–1990) den Behaviorismus entscheidend um das Prinzip der **operanten Konditionierung**. Verhalten wird dabei nicht nur als eine passive Reaktion auf Reize verstanden, sondern als ein kreatives Handeln, das durch seine Konsequenzen geprägt wird. Innerpsychische Vorgänge bezeichnete Skinner dabei als *verdecktes Verhalten* und lehnte so die frühere Auffassung vom Gehirn als einer Black Box ab. Operantes Konditionieren ist somit nicht auf einen Reiz begründet, sondern vielmehr auf einer spontanen oder kreativen Reaktion auf einen Reiz, welche wiederum eine neue Reaktion auslöst und damit in der Welt »operiert«, sie also kreativ beeinflusst.
Zwei Beispiele: Ein Schüler soll ein Referat zu einem Thema vorbereiten und bekommt dazu vom Lehrer eine bestimm-

te Literaturliste, um sich in das Thema einzuarbeiten. Da der Schüler seine Aufgabe aber besonders gut lösen will, informiert er sich noch anderweitig über die Liste hinaus. Dieses kreative Verhalten führt dazu, dass sein Referat als »ausgezeichnet« vom Lehrer gewertet wird. Er hat durch sein eigenständiges Verhalten also eine bestimmte Reaktion hervorgerufen. Dieses Lob wirkt als Verstärkung seines Verhaltens, sodass der Schüler auch in Zukunft über den Tellerrand hinausblicken wird.
Es kann jedoch auch genau andersherum sein: Der Schüler wird von seinen Mitschülern als Streber bezeichnet und unterdrückt sein übereifriges Lernverhalten in Zukunft deswegen vielleicht.
Beispiel zwei: Ein kleines Kind weint und schreit. Es wird daraufhin von seinen Eltern tröstend in den Arm genommen. Das Kind lernt, dass es durch Weinen und Schreien Aufmerksamkeit bekommt, und wird jedes Mal, wenn es wieder Aufmerksamkeit von seinen Eltern haben möchte, erneut weinen und schreien.
Im Mittelpunkt des operanten Konditionierens steht also eigentlich eine kausale Leistung des Menschen. Somit gab Skinner dem Menschen sozusagen seine Autonomie oder seinen Willen zurück.

Skinner entwickelte auch die so genannte Skinner-Box, eine Kiste, in der er meistens mit Tieren experimentierte und dabei sowohl die Häufigkeit der Reaktionen als auch die Häufigkeit der einzelnen Verstärkungen genau messen konnte. Die Ergebnisse seiner Forschungen kommen heutzutage in jeder Hundeschule zum Tragen.

Viele von Skinners »Lern-Tipps« flossen in den Schulunterricht der 60er-Jahre mit ein. Aus dem Behaviorismus entwickelte sich schließlich die **Verhaltenstherapie**, deren grundlegende Vorgehensweise in einer systematischen Sensibilisierung oder Desensibilisierung besteht. Hat jemand etwa Höhenangst, soll er sich zunächst vorstellen, wie er langsam auf einen Aussichtsturm steigt, bis er sich an die Vorstellung »gewöhnt« hat und jegliche Paniksymptome verschwunden sind. Danach erfolgt in kleinen Schritten die reale Konfrontation, indem der Klient tatsächlich in Etappen einen Aussichtsturm erklimmt, bis er schließlich symptomfrei oben stehen kann.

Ein weiterer Ansatz ist die **Kognitionspsychologie**, die sich eben mit menschlichen Kognitionen, also mit Erkenntnissen und Wissen beschäftigt. Einfacher gesagt fragt sie »Wie denkt der Mensch?« Zu Beginn des 20. Jahrhunderts war sie noch in großem Maße der Philosophie untergeordnet; erst mit dem Aufkommen von Computern konnte das Denken selbst Objekt einer naturwissenschaftlichen Analyse werden. Heute kann man mit Hilfe der Positionen-Emissions-Tomographie (kurz PET) dem Gehirn beim Denken zuschauen.
Jene so genannte »Kognitive Wende« der 1960er-Jahre führte in der Psychotherapie zu einer Modifizierung der *Regulären* hin zur *Kognitiven* Verhaltenstherapie, die Erkenntnisse und Einsichten der Kognitionspsychologie in die therapeutische Praxis integriert.

Außer der Tiefenpsychologie auf der einen und dem Behaviorismus bzw. der Kognitionspsychologie auf der anderen Seite hat sich die **Humanistische Psychologie** etabliert. In ihrem Mittelpunkt steht weder die Krankheit noch eine Theorie des Verhaltens, sondern die *Selbstverwirklichung*.
Ihr Gründervater war der amerikanische Psychologe Albert Maslow, der eine »Bedürfnispyramide« entworfen hat. Diese

besteht aus fünf Stufen. Auf der untersten sind die physiologischen Bedürfnisse wie etwa Hunger und Durst oder körperliches Wohlbefinden angesiedelt. Sind diese Bedürfnisse befriedigt, wendet sich der Mensch nach Maslows Ansicht den Bedürfnissen einer höheren Stufe zu: Er strebt nach Sicherheit, also Stabilität und Geborgenheit, sowie dem Wunsch nach Ordnung. Stufe drei enthält die sozialen Bedürfnisse des Menschen, also die Einbettung eines Individuums in soziale Netzwerke. Auf Stufe vier befindet sich die Sehnsucht nach Anerkennung und Wertschätzung. Stufe fünf enthält schließlich den Wunsch nach Selbstverwirklichung.
Die Humanistische Psychologie war der Geburtshelfer für zahlreiche Therapieformen wie etwa die von Carl Rogers entwickelte **klientenzentrierte Gesprächstherapie**, die weitaus mehr ist als einfach nur »reden«. Der Therapeut bringt seinem Klienten gegenüber unbedingte Wertschätzung zum Ausdruck, nimmt sie so in ihrer Lebenswirklichkeit ernst und versucht, diese durch **aktives Zuhören und Spiegeln** zu ergründen. Dabei wiederholt der Therapeut immer wieder die Aussagen des Klienten in Frageform, um sicherzustellen, dass er sein Gegenüber korrekt verstanden hat. Außerdem wird der Klient in seiner Kreativität ermutigt, geht es letztendlich doch darum, dass der Klient mit Hilfe seiner eigenen Fähigkeiten und Ressourcen die Lösung zu seinem Problem findet.

Auch die von Fritz Perls begründete **Gestalttherapie** gehört zur Humanistischen Therapie. »Gestalt« bedeutet dabei, dass *das Ganze* mehr ist als die Summe seiner Teile und sich außerdem vor einem bestimmten Hintergrund abspielt. Der Mensch als Ganzes in seiner Geschichte und seinem sozialen Eingebettet-Sein steht im Fokus der Therapie. Die therapeutische Beziehung zwischen Therapeut und Klient basiert hier auf dem *Dialogischen Prinzip* des Philosophen Martin Buber. Der

Therapeut handelt dem Klienten gegenüber auf gleicher Ebene und betrachtet den ganzen Menschen, und nicht etwa nur seine Krankheit. Wie bei der Gesprächstherapie sollen hier die Selbstheilungskräfte des Klienten geweckt und gefördert werden.

Im Laufe des 20. Jahrhunderts haben sich ca. 500 weitere eigenständige Therapieformen entwickelt, bekanntere wie weniger bekannte. Ich will hier nur noch ein paar davon nennen und stark reduziert erläutern. Die genaue Betrachtung folgt im nächsten Kapitel, wenn wir uns mit dem konkreten Verlauf einer Therapie befassen.

Der Österreicher Viktor Frankl gründete die **Logotherapie**, in der die Sinnfrage des Menschen gestellt wird. Jakob Levy Moreno entwickelte das **Psychodrama**, eine Form der (meistens) Gruppen- oder (seltener) Einzeltherapie, in der die Probleme des Klienten wie auf einer Schauspielbühne in Rollenspielen durchgespielt werden. Milton H. Erickson schuf die **Hypnotherapie** (Hypnotiseure gibt es bereits seit Jahrtausenden und im medizinischen Bereich hat ihr Vorgehen nichts gemein mit den Handlungen von Show-Hypnotiseuren, die ihren Versuchspersonen suggerieren, sie würden einen leckeren Apfel schmecken, wenn sie gerade in eine saure Zitrone beißen).

Neben der psychoanalytisch geprägten **Familientherapie** aus Österreich und Deutschland führte in Argentinien Salvador Minuchin seine **strukturelle Familientherapie** ein, in der Strukturen innerhalb der Familie und ihrer Generationen sowie deren Wirkung auf den Charakter eines Menschen analysiert werden.

Im kalifornischen Palo Alto entwickelte eine Gruppe rund um den Anthropologen Gregory Bateson und den Österreicher Paul Watzlawick die **strategische Familientherapie**, in der Kommunikationsmuster festgestellt werden. Die Mailänder Kindertherapeutin Mara Selvini Palazzoli kreierte spezielle

Settings, um die Interaktionsmuster innerhalb einer Familie gezielt zu verändern. Sie alle gehören zu den **systemischen Therapien**.

Der amerikanische Psychologe Albert Ellis fragte sich, woher die irrationalen Überzeugungen eines Menschen kommen und wie man gegen diese angehen könne. (Also etwa der Glaube eines Menschen, er müsse immer und zu jeder Zeit perfekt sein, ansonsten sei er nichts wert.) So entstand die **Rational-Emotive Therapie** (kurz **RET**), die auf der Annahme einer Verknüpfung von Kognitionen und Emotionen beruht, die Emotionen nach den dahinterstehenden Glaubenssystemen und Überzeugungen »absucht« und diese gezielt mit Hilfe der Logik verändert.

In Kanada entwickelte Eric Berne seine **Transaktionsanalyse (TA)**, die davon ausgeht, dass der Mensch verschiedene Ich-Zustände einnimmt (Eltern-Ich, Kind-Ich, Erwachsenen-Ich). Die TA untersucht diese *Transaktionen* genannten Kommunikationsmuster unter Einbeziehung der Körpersprache des Klienten und versucht, sie jeweils der Situation angemessener zu gestalten.

Neben diesen »geistigen« Therapien gründeten sich auch viele körpertherapeutisch orientierte Therapien wie die **Bioenergetische Analyse** nach Alexander Lowen. Kernthese für solche Therapien ist, dass über das Atmen, die Bewegung und das Wahrnehmen des eigenen Körpers Verdrängungen offengelegt werden können, die anschließend mit körpertherapeutischen Maßnahmen beeinflusst werden.

Eine der neuesten Formen der Psychotherapie ist das **Neurolinguistische Programmieren**, kurz **NLP**. Anfang der 70er-Jahre des vergangenen Jahrhunderts stellten sich der damalige Mathematikstudent und spätere Psychologe Richard Bandler und der Sprachwissenschaftler John Grinder die Frage, warum es äußerst erfolgreiche Psychotherapeuten mit gänzlich unterschiedlichen methodischen Ansätzen gibt. Exemplarisch wählten sie ein paar erfolgreiche Vertreter der jeweiligen Therapieformen aus und suchten nach Gemeinsamkeiten der verschiedenen Therapeuten. Heraus kam ein Modell der menschlichen Kommunikation, sowohl innerhalb eines Menschen als auch auf zwischenmenschlicher Ebene, das ganz gezielt manipulativ arbeitet (dahinter steht der Gedanke, dass eigentlich jegliche Art von Kommunikation ein Versuch von Manipulation ist) und jede Menge sehr effektiver Techniken entwickelt hat. Das NLP wurde (und wird teilweise immer noch) von vielen Psychologen und Therapeuten nicht ernst genommen, bisweilen sogar verurteilt. Warum das so ist, erläutere ich im zweiten Teil. Dennoch hat es in den letzten 20 Jahren ein sinnvolles Menschenbild und Persönlichkeitskonzept entwickelt, das auf Respekt und Kongruenz (Echtheit) basiert. Sehr sinnvoll ist zum Beispiel der Umgang des NLP mit dem Thema »Widerstand des Klienten«. Deuten einige diesen Widerstand als zu brechenden oder überwindenden Störfaktor, legt das NLP die Verantwortung für den therapeutischen Prozess hier nicht in die Hände des Klienten, sondern ganz in die des Therapeuten. Das Motto: »Wenn das, was du als Therapeut tust, nicht funktioniert und der Klient dir Widerstand entgegenbringt, VERSUCH' ETWAS ANDERES.«

Viele Therapeuten weisen in der Wahl ihrer Berufsbezeichnung gerne auf das von ihnen favorisierte therapeutische Verfahren hin und nennen sich dementsprechend Gesprächstherapeut, Hypnotherapeut, Familientherapeut o. Ä. Diese Begriffseinführung sagt dem Klienten aber noch lange nichts über die tatsächliche Qualifikation und therapeutische Kompetenz seines Trägers aus.

Standesdünkel und Pfründe – Eine kleine Geschichte über das Berufsbild »Psychotherapeut«

Gerade haben wir gesehen, wie viele Berufsbezeichnungen und Ausrichtungen es eigentlich für den Beruf des Psychotherapeuten gibt. In diesem Kapitel möchte ich einen Blick auf die Geschichte dieses Berufsbildes werfen, und Sie werden feststellen, dass die Liste nicht annähernd vollständig ist!
Dazu gehen wir zunächst fast 200 Jahre zurück.
Wie bereits gesagt gab es damals die Psychologie als eigenständige Disziplin noch nicht, sondern sie flog als ungedachte Idee durch den Kosmos, aber ihre Bestandteile Philosophie, Physiologie und Medizin formten sich langsam zu einer Synthese. Ein erstes psychologisches Lehrbuch wurde von Johann Friedrich Herbart, dem Nachfolger des Philosophen Immanuel Kant auf dessen Königsberger Lehrstuhl, im Jahre 1816 veröffentlicht.
Im Jahre 1879 gründete Wilhelm Wundt in Leipzig das erste psychologische Labor und Institut, in dem er sich mit streng naturwissenschaftlichen Methoden der experimentellen Erforschung der Wahrnehmungsphysiologie widmete. Dies wird allgemein als »Kick-off« der Psychologie als separate Wissenschaft gesehen, denn von diesem Moment an schossen die psychologischen Institute an den Universitäten wie Pilze aus dem Boden. Bald bildeten sich verschiedene Denk- und Forschungsrichtungen heraus wie die Psychodynamik, die Gestaltpsychologie oder der Behaviorismus – in der zweiten Hälfte des 20. Jahrhunderts dann die Humanistische Psychologie oder das Paradigma der Kognitiven Psychologie. So gelangten Themen wie »Denken«, »Aufmerksamkeit« oder »Emotion« ins Zentrum der Forschung.

1941 wurde in Deutschland der Diplomstudiengang Psychologie von den Nazis eingeführt. Die praktische Tätigkeit von

Diplompsychologen war dabei jedoch auf Diagnostik und Wehrpsychologie beschränkt. Man stelle sich vor: Hitlers *Mein Kampf* zählte damals zu den psychologischen Standardlehrbüchern! Aber damals war dieses Machwerk wohl DAS Standardlehrbuch für jede Disziplin.

Im Laufe der Jahre gliederte sich die Psychologie dann in viele verschiedene Teildisziplinen auf. So gibt es heute die Allgemeine Psychologie, die Differenzielle bzw. Persönlichkeitspsychologie, die Biologische, die Pädagogische, die Entwicklungspsychologie, die Sozialpsychologie, die Kognitions- und Neuropsychologie, die Verkehrspsychologie, die Sportpsychologie, die Kriminalpsychologie, die Wirtschafts- und Organisationspsychologie, die Arbeits- und die Werbepsychologie, um nur die wichtigsten zu nennen. Außerdem, als »Mutter« aller Psychotherapien, die Klinische Psychologie.

Als in den Wirren der Nachkriegsjahre in der Bundesrepublik Deutschland auch das Gesundheitssystem reformiert wurde, fristete die Psychotherapie noch ein Dasein als Mauerblümchen. Psychische Erkrankungen gab es zwar jede Menge, allerdings achtete kaum jemand darauf. Und wenn einem vielleicht doch in den Sinn kam, dass in seinem Oberstübchen etwas nicht ganz richtig tickte, blieb zunächst nur der Gang zum Psychiater.
Erst 1967 wurde die analytische Psychotherapie auf Drängen der Psychiaterin und Psychoanalytikerin Annemarie Dührssen von den Krankenkassen in ihren Behandlungskatalog aufgenommen. Dührssen hatte seit 1949 im Zentralinstitut für psychogene Erkrankungen der Versicherungsanstalt Berlin gearbeitet und konnte eine Studie vorlegen, die die Wirksamkeit der Psychoanalyse zementierte.

Eine Psychoanalytikerin legte den Beweis vor, dass die Psychoanalyse wirksam ist? Wie uneigennützig ...
Widersprochen hat ihr damals zwar niemand, aber ich habe doch meine Zweifel! Die Studie mit dem Titel *Katamnestische Ergebnisse bei 1004 Patienten nach analytischer Psychotherapie* erschien 1962 in der Ausgabe 8 der von Dührssen mitgegründeten *Zeitschrift für psychosomatische Medizin und Psychoanalyse*. Ich will jetzt nicht auf die statistischen Ergebnisse oder methodischen Schwierigkeiten eingehen, sondern eher einen Blick auf die Gesamtsituation werfen, unter der die Studie erhoben wurde. Bei den 1004 Klienten fand zunächst eine Einschätzung der Schwere ihrer Krankheiten statt, dann eine Behandlung (im Schnitt ca. 100 Sitzungen), danach ein ausführliches Gespräch und eine Beurteilung der Therapeuten über den Erfolg der Therapie. Ein ähnliches Gespräch oder auch nur die Auswertung eines Fragebogens zum Zustand der Klienten wurde fünf Jahre später ein weiteres Mal von anderen Ärzten und Therapeuten unternommen. Dührssen nannte ihren Therapieansatz **analytische Therapie**. Der war aber nicht identisch mit der Analytischen Psychologie des C. G. Jung, sondern ging in Richtung der Freud'schen Psychoanalyse. Unter den Experten herrschte damals jedoch ein heftiger Disput darüber, was denn konkret unter »Psychoanalyse« zu verstehen sei. Hardliner waren nämlich der Ansicht, man dürfe nur dann von »Psychoanalyse« sprechen, wenn der Patient über mindestens 3-4 Jahre lang *täglich* behandelt wird ...
Das war im Rahmen von Dührssens Studie natürlich nicht der Fall und wäre auch viel zu aufwendig gewesen.
Da die Nachuntersuchung fünf Jahre nach der eigentlichen Behandlung stattfand, müssen die Patienten also um die Jahre 1956, 1957 behandelt worden sein. Wie wir bereits wissen, war eine Psychotherapie, egal welcher Art, damals die Ausnahme im Gesundheitssystem. An einer Stelle der Studie wird auch

deutlich, dass die Patienten, die nicht für diese Untersuchung zugelassen worden sind (unabhängig von den Gründen), sich darüber bitterlich beschwert haben.
Ich frage mich daher, ob der Erfolg der analytischen Behandlung auch einfach dadurch zu erklären wäre, dass da überhaupt Leute waren, die sich intensiv um die Patienten gekümmert haben. Ihnen und ihren psychischen und somatischen Problemen wurde ein Riesenmaß an Aufmerksamkeit zuteil – und das war Mitte der 50er-Jahre nun mal eine Seltenheit. Kann es also sein, dass die Behandlungsform für die Patienten eigentlich völlig bedeutungslos war? Kann es sein, dass der Therapieerfolg einzig und allein der Tatsache folgt, dass der Patient im Therapeuten eine langersehnte Bezugsperson gefunden hatte? Als Kontrollgruppe dienten übrigens tatsächlich alle diejenigen Patienten, die nicht in die Studie aufgenommen wurden. Deren Leiden hat sich auch wirklich nicht verbessert …

Nun ja, Zweifel hin oder her – seitdem wurden die Psychoanalyse und andere tiefenpsychologische Verfahren von den Kassen bezahlt. Bis heute. Was das die Krankenkassen – und damit den Steuerzahler – wohl schon gekostet hat?
Die Verhaltenstherapie kam dann 1987 dazu, wahrscheinlich weil mittlerweile auch Psychologen und Ärzte, die sich auf verhaltenstherapeutische Methoden spezialisiert hatten, im zuständigen Gremium saßen.
Und das sind dann auch schon die drei Gruppen von Psychotherapeuten, deren »Leistungen« die Kassen bezahlen. Über die Aufnahme der Klientenzentrierten Gesprächspsychotherapie und der Systemischen Therapie in den Leistungskatalog der Kassen wird momentan heftig diskutiert.

Auch wenn psychische Erkrankungen nach dem Zweiten Weltkrieg nicht so nach außen thematisiert wurden, wie es heute der Fall ist, so spielten sie zumindest doch innerhalb des staatlichen Gesundheitssystems eine Rolle. Wie gesagt, die Kassen übernahmen nur die Kosten für Psychiater, Psychoanalytiker sowie tiefenpsychologisch fundierte Psychotherapien, die kürzer dauerten als eine Psychoanalyse. Der Bedarf an Behandlungsplätzen war dadurch jedoch bei Weitem nicht gedeckt. Wie schon Ende der 50er- und Anfang der 60er-Jahre erstritten sich auch jetzt wieder einige Patienten vor den Sozialgerichten die Kostenübernahme für ihre psychotherapeutische Behandlung. Auf deren Seite standen die Mitglieder des 1946 gegründeten Berufsverbandes Deutscher Psychologen (BDP). Der BDP engagierte sich stark dafür, dass nicht nur Ärzte und Analytiker psychotherapeutisch tätig sein durften, sondern auch Diplompsychologen. Sein Engagement führte 1972 zur Einführung des so genannten Delegationsverfahrens. Dieses erlaubte nun psychotherapeutisch orientierten Diplompsychologen die Ausführung von Psychotherapie, freilich unter Aufsicht eines Psychiaters. Konkret heißt das, dass ein Patient oder Klient zunächst in die Praxis eines Psychiaters gehen musste, um von dort weiterüberwiesen zu werden – in die Praxis eines Psychologen. (An diesem Verfahren wurde bis zur Einführung des Psychotherapeutengesetzes 1999 festgehalten. Die Schweiz macht das bis heute so.) Der Arzt sollte zunächst abklären, ob der psychischen Störung seiner Klienten eine körperliche Ursache zugrunde liegt. War dies ausgeschlossen, verschrieb er ihm eine Psychotherapie.

Diese Entwicklung hatte zur Folge, dass Psychiater immer mehr zu bloßen »Medikamentenverschreibern« verkamen, die sich lediglich mit Krankheitsbildern beschäftigten, die notwendigerweise eine Behandlung mit Medikamenten erforderten, also Schizophrenien oder Depressionen. Die nicht-ärztlichen Psychotherapeuten kümmerten sich im Gegensatz dazu zunehmend um »schwächere« Krankheitsbilder, wie Ängste, Zwänge usw.

Nach Einführung des Psychotherapeutengesetzes änderte sich das wieder, vor allem durch die Einführung des Titels »Ärztlicher Psychotherapeut«, der nicht zwingend ein Facharzt für Psychiatrie sein musste. Nun konnten sich also auch andere Ärzte in der Psychotherapie weiterbilden.

Da die durch das Delegationsverfahren geschaffenen Behandlungsplätze aber immer noch nicht ausreichten, etablierte sich der so genannte »graue Psychotherapiemarkt«, auf dem sich außerhalb des Kassensystems immer mehr anders geartete Psychotherapeuten tummelten, die ihre Leistungen Selbstzahlern in Rechnung stellten. Dies allein ist zwar kein Indiz für mangelhafte Qualität, dem BDP und den Ärzten war das aber ein Dorn im Auge.

Also forderte 1973 ein *Gremium zur Lage der Psychiatrie* eine gesetzliche Regelung zur Erlaubnis der Ausübung von Psychotherapie für nicht-ärztliche Therapeuten. Diese wurde dann auch ganz kurzfristig nach nur 16 Jahren erlassen (ja, liebe Leser, das war Ironie!). Und das kam so:

Wegen der fehlenden sozialrechtlichen Anerkennung des Berufs des Psychotherapeuten scheiterte 1978 der erste Anlauf, ein eigenes Psychotherapeutengesetz auf den Weg zu bringen. Unnötig zu erwähnen, dass die Ärzte dies ohnehin ablehnten. Und auch die verschiedenen psychotherapeutischen Verbände waren untereinander zerstritten.

1983 fiel es dem Bundesverwaltungsgericht auf, dass Psychotherapie ja eine *Heilkunde* ist – wer hätte das gedacht – und dass somit Psychologen, die psychotherapeutisch tätig sein wollten, eine *Heilerlaubnis* benötigten. Die gab es allerdings ganz einfach dadurch, dass man bei den Behörden die Diplomurkunde vorlegte. Hauptsache Bürokratie!

Im Rahmen einer dritten Neufassung der Psychotherapierichtlinien ergab es sich 1987, dass die Verhaltenstherapie in den Katalog der von den Kassen zu bezahlenden psycho-

therapeutischen Behandlungsformen aufgenommen wurde. (Geht es nur mir so oder stellen Sie sich unter einem Katalog auch einen dicken Wälzer vor? Bei einer Liste von sage und schreibe *drei* Verfahren erscheint mir diese Bezeichnung etwas hochgegriffen ...)
1993 war das Psychotherapeutengesetz nach langen Verhandlungen endlich fertig, die Verbände und Kassen hatten sich mit dem Gesetzgeber geeinigt, die Vorfreude war groß, der Bundesrat sagte »Nein« und ... Stopp! Nein? Warum? Es waren sich doch gerade alle so schön einig ...

Der Einwand des Bundesrates folgt meiner Ansicht nach einer gewissen Logik: Im Entwurf des Gesetzes stand, dass nur Menschen mit einem abgeschlossenen Psychologie-Studium an den Weiterbildungsmaßnahmen zum psychologischen Psychotherapeuten teilnehmen dürften. Der Bundesrat kritisierte dies einerseits im Hinblick auf die Berufsfreiheit und das Gleichbehandlungsgesetz. Jemand, der Sozialpädagogik studiert, sich dabei sehr für Psychotherapie und Klinische Psychologie interessiert und sich das entsprechende Wissen dazu beschafft hat, wäre hier ausgeschlossen – ganz im Gegensatz zum Diplompsychologen, an dessen Universität es das Fach »Klinische Psychologie« womöglich gar nicht gegeben hat. Die Unis regeln ja schließlich in Eigenregie, welche Seminare sie im Rahmen eines Studiums anbieten. Dem Bundesrat fehlten bei der Beschränkung also andererseits inhaltliche Ausbildungskriterien. Schließlich sollte jemand, der als Psychotherapeut seine Brötchen verdienen wollte, schon Ahnung von Klinischer Psychologie haben.

1993 passierte dann noch etwas Lustiges. Eine Sozialpädagogin wollte eigentlich nur auf dem Gebiet der Psychotherapie arbeiten, die anderen Felder ihres Faches schienen sie nicht besonders zu interessieren. Also beantragte sie, zur Erlangung ihrer Heilerlaubnis nur in psychotherapeutisch relevanten Themen geprüft zu werden und somit eine auf das Feld der Psychotherapie eingeschränkte Heilerlaubnis zu bekommen. Die Behörden lehnten ab. Wegen des Formfehlers der Nichteinhaltung einer Frist seitens der Behörden gaben die Gerichte ihr jedoch Recht. Sie bekam den »Lappen«, die Lizenz zum Therapieren. Das sprach sich dann wie ein Lauffeuer herum und immer mehr Leute wollten diese eingeschränkte Heilerlaubnis haben. Bis 1999 durften sie dann auch in den Genuss kommen, mit den Krankenkassen abzurechnen und sich »Psychotherapeut« zu nennen.

Aufgrund des großen Andrangs sahen sich die Heilpraktikerschulen gewissermaßen gezwungen, neben der traditionellen Ausbildung eine weniger umfassende Alternative, die Ausbildung zum psychotherapeutischen Heilpraktiker, anzubieten. Diese ist weit praxisorientierter als das reguläre Studium. In verschiedenen Modulen wird ein Grundwissen in Klinischer Psychologie und Psychopathologie vermittelt, es gibt unzählige Möglichkeiten, praktisches Wissen zu den verschiedenen Psychotherapieformen in Seminaren und Kursen zu erwerben. Am Ende steht eine Prüfung durch Amtsärzte, deren Durchfallquote durchaus 50 % betragen kann. Diese Prüfung besitzt übrigens einen außergewöhnlichen, um nicht zu sagen seltsamen Status: Ihr Sinn ist nämlich nicht, dass der Prüfling etwas besteht, sondern dass er lediglich den Nachweis erbringt, dass er *keine Gefahr für die Volksgesundheit darstellt*! Wenn man nun noch bedenkt, dass das Spektrum an Therapiemöglichkeiten sogar esoterische Verfahren beinhaltet, muss man sich schon fragen, ob hier nicht der Wahnsinn Schule macht ... Mit Zertifikat.

1996 war der graue Psychotherapiemarkt noch viel undurchsichtiger geworden, was das Landessozialgericht Nordrhein-Westfalen dazu bewog, die gängige Erstattungspraxis durch die Krankenkassen für unzulässig zu erklären. Der *kleine* Nebeneffekt war, dass Klienten, die gerade mittendrin in einer Therapie steckten, diese gefälligst abzubrechen hatten.
Aber gut, zumindest standen Behörden und Verbände nun unter ordentlichem Druck, endlich ein Psychotherapeutengesetz abzusegnen, das die Erstattungsrichtlinien sowie die Berufsbezeichnungen abschließend regelt. Am 23. Juni 1998 trat das Psychotherapeutengesetz mit Wirkung zum 1. Januar 1999 schließlich in Kraft. Die Psychologenschaft jubelte, die Ärzteschaft war wohl nicht ganz so euphorisch angesichts der nun gleichgestellten Konkurrenz und die Fülle an psychotherapeutisch tätigen Heilpraktikern war gelackmeiert. So ist das Leben.

Ganz besonders gejubelt haben dürften übrigens all diejenigen, die daraufhin beschlossen, eigene Weiterbildungsinstitute zu eröffnen, in denen sie nun für die Ausbildung zum psychologischen Psychotherapeuten sorgten. Die ist nämlich ganz schön teuer und dauert mindestens drei Jahre. Ein neuer Wirtschaftszweig war geboren, mit dem sich noch heute richtig Reibach machen lässt!
Die Ausbildung zum »psychologischen Psychotherapeuten« dauert in Vollzeit mindestens drei Jahre, muss der Kandidat nebenbei noch seinen Lebensunterhalt verdienen (was bei den meisten der Fall ist), kann sie aber auch schon mal sechs Jahre dauern. Darin enthalten sind dann 600 Stunden Theorie, mindestens 1800 Stunden praktische Tätigkeit, davon ein Großteil in einer psychiatrischen Klinik, der häufig unbezahlt bleibt, jede Menge an Selbsterfahrung, sowie 600 Stunden Behandlung von Klienten unter Aufsicht und 150 Stunden

Supervision. Wie bei der Ausbildung zum Psychotherapeuten (HPG) werden auch hier viele Inhalte in verschiedenen Modulen mit Seminaren und Wochenendkursen vermittelt.

Warum ich das alles erwähne? Weil ich dieses ganze über 25 Jahre andauernde Hin und Her darüber, wer was darf, wer welche Ausbildung braucht, um was praktizieren zu dürfen, für überflüssig wie einen Kropf halte. Keine noch so ausgeklügelte Ausbildung kann sicherstellen, ob da am Ende tatsächlich ein guter Psychotherapeut herauskommt oder nicht. Niemand weiß, ob der Barkeeper in der Kneipe um die Ecke oder die Prostituierte am Straßenrand nicht vielleicht doch die besseren Psychotherapeuten wären als der hochdekorierte Herr Doktor, egal ob Arzt oder Psychologe – denken Sie nur an Herrn Kernberg zurück.

Jeder Therapeut, der einigermaßen an seinem Fach interessiert ist, wird ein Interesse daran haben, sich permanent weiterzubilden und den neuesten Stand der Forschung zu kennen. Das ist eigentlich eine Selbstverständlichkeit für jeden Mediziner! Zu Zeiten meines Studiums war das alles noch einigermaßen flexibel gestaltet. Heute ist es für einen angehenden Psychotherapeuten Pflicht, das Fach »Klinische Psychologie« als Hauptfach zu haben; ich hatte damals Sozialpsychologie vertieft, weil mir das mehr Zeit gegeben hat für meine außeruniversitäre therapeutische Weiterbildung. Aber der Deutsche neigt halt dazu, mit seiner Regulierungswut so gut wie alles zu überziehen und lieber noch ein paar Gesetze in den Raum zu werfen, anstatt manchen Dingen einfach mal ihren Lauf zu lassen.

Wozu also dieser ganze Unsinn?

Dahinter steckt natürlich der Standesdünkel der Psychologen, die jetzt endlich auf Augenhöhe stehen mit den Ärzten. Sie brauchen keinem Psychiater mehr schnurrend um die Beine

zu streifen, damit der ihnen im Rahmen des Delegationsverfahrens Kundschaft verschafft. Die Klienten können gleich in ihre Praxen rennen. Und die psychotherapeutisch tätigen Heilpraktiker haben sie gleich mit abgekanzelt. Nix war's mit deren Beteiligung am finanziell lukrativen Gesundheitstopf – mit ihrem Titel »Psychotherapeut (HPG)« sind sie sowieso schon zu Mitfahrern zweiter Klasse abgestempelt.
100 Jahre lang sind also die Psychologen den Ärzten hinterher gehechelt, um endlich denselben Status zu bekommen.
Dass dies für den Klienten letztlich von Nachteil sein kann, bleibt unbeachtet: Durch die Umgehungsschleife um den Psychiater herum kann der Klient sich nun ohne Umwege direkt auf die Couch des Psychotherapeuten legen und seine Depression monatelang bearbeiten lassen, ehe sich schließlich vielleicht doch herausstellt, dass eigentlich ein Hirntumor dahintersteckt ...

Kaum war das Psychotherapeutengesetz in Kraft getreten, gründeten die versammelten Psychologen eine Psychotherapeutenkammer, die ähnlich funktioniert wie die Ärztekammer. Die einzelnen Kammern agieren dabei auf Länderebene und haben ihre eigenen Ethikregelungen. Zu diesen zählt dann etwa der Hinweis, dass der Therapeut zu seinen Klienten keine private, freundschaftliche oder sexuelle Beziehung aufbauen darf.
Hm ... Kann denn eine Beziehung überhaupt »privater« sein als die zwischen Therapeut und Klient? Der Klient erzählt dem Therapeuten unter Umständen seine intimsten Geheimnisse. Und das ist nicht »privat«? Privater geht's doch gar nicht! Außerhalb der Therapiestunden darf ein Therapeut mit seinen Klienten nicht einmal einen Kaffee trinken gehen – selbst das gilt schon als Verletzung der Regeln.
Wie schön waren doch die guten alten Zeiten, als Ende der

1960er-Jahre die Anti-Psychiatrie-Bewegung in den verschiedenen europäischen Ländern voll im Gange war und sowohl Psychiater als auch Psychologen die Abschaffung sämtlicher psychiatrischer Krankenhäuser forderten. Auf die Frage von Journalisten, was er denn mit seinen Patienten machen wolle, antwortete der italienische Arzt Franco Basaglia sinngemäß: »Ich gehe mit ihnen Spaghetti essen.«

Diese Antwort ist mir deshalb so im Gedächtnis geblieben, weil sie einen Kernpunkt der Beziehung zwischen Therapeut und Klient anspricht – dass diese nämlich **nicht** von Macht geprägt sein, sondern eigentlich eine ganz normale Beziehung zwischen zwei erwachsenen Menschen darstellen sollte. Dieser Aspekt wird von vielen Therapeuten immer wieder übersehen, weil sie sich manchmal im Geiste schon den weißen Kittel des Halbgottes übergestreift haben.
Selbstverständlich ist das Feld der psychotherapeutischen Beziehung zwischen Therapeut und Klient ein sehr sensibles, aber entspricht diese Beziehung nicht eher einer bezahlten Freundschaft? Okay, die mag in diesem Fall nur einseitig sein, aber die Aufgabe eines Therapeuten besteht doch letztendlich darin, seinen Klienten zu kennen wie ein bester Freund, ihm mit Rat und Tat zur Seite zu stehen und sein gesamtes Wissen einzubringen, um ihm bei der Lösung seiner Probleme zu helfen! Was ist Freundschaft anderes?

Kann es für so seltsame Ethik-Regeln wie das Nicht-Kaffee-Trinken-Gehen-Dürfen vielleicht eine ganz andere Erklärung geben? Eine, die in die völlig entgegengesetzte Richtung geht? Soll diese Regel nicht vielleicht beide – Therapeut wie Klient – davor schützen, dass ihre therapeutische Beziehung auch noch Eingang in den Alltag des Klienten findet? Das würde bedeuten, dass die Machtstruktur einer therapeutischen Beziehung auf die Sitzungen beschränkt bleiben sollte, **eben weil sie eine Machtstruktur darstellt**, bei der der Therapeut die Fäden zieht! Der Klient wird sozusagen davor geschützt, dass sein Therapeut sich auch noch in sein restliches Leben einmischt. Wenn das aber zu vermeiden ist, bedeutet das im Umkehrschluss nichts anderes, als dass die therapeutische Beziehung bzw. die Einmischung in die Angelegenheiten des Klienten und damit ihre eigene Berufspraxis von den Psychotherapeuten, die diese Ethikregeln formulieren, als gefährlich eingestuft werden. Ein interessanter Betrachtungswinkel der eigenen Arbeit, der sich in der Praxis ja tatsächlich immer wieder bewahrheitet. Da wird – ob absichtlich oder nicht sei einmal dahingestellt – ein Abhängigkeitsverhältnis des Klienten aufgebaut, der schließlich tatsächlich überlegt, ob er sich von seiner Frau scheiden lassen sollte, obwohl er bisher mit seiner Ehe eigentlich ganz zufrieden war, aber der Therapeut ihm zu einer Trennung geraten hat.

In diesem Bereich gibt es noch jede Menge anderer Ungeheuerlichkeiten. So haben etwa drei Therapeuten unabhängig voneinander es abgelehnt, dieselbe Klientin zu behandeln, weil sie in die Praxis kam und außer der Nennung ihres Namens kein einziges Wort über die Lippen brachte. »Wenn Sie nicht reden, kann ich Ihnen nicht helfen«, hieß es dann. Dass das »Kein-Wort-Herauskriegen-Können« auf eine posttraumatische Störung hindeuten könnte, etwa auf einen sexuellen Missbrauch, den die Klientin erst gerade zu erinnern beginnt, dass sie von Flashbacks heimgesucht werden könnte, aber unfähig ist, darüber zu sprechen, darauf kam keiner der drei Therapeuten. Keiner von ihnen hat somit ein für einen guten Therapeuten offensichtliches Symptom einer Störung als solches bewertet. Und das, obwohl sie den ganzen Wust an Weiterbildungen durchlaufen haben, der zum Titel eines

Psychotherapeuten führt. Zu einem Verhaltenstherapeuten wohlgemerkt, nicht zu einem Analytiker.

Dieses Beispiel zeigt, dass es nicht nur Psychoanalytiker und Tiefenpsychologen sind, die ihre Klienten zu Objekten machen, sondern auch Kognitive Verhaltenstherapeuten und Humanistische Psychologen. Auch hier wird der Klient letztendlich dazu gezwungen, das Konzept und das Glaubenssystem seines Therapeuten zu übernehmen, sonst kann er eigentlich gleich wieder gehen.

Im Klartext bedeutet das Folgendes: Die Verhaltenstherapie basiert auf dem Gedanken, dass jegliches Verhalten letztendlich erlernt wurde. Die Person als solche, der Charakter, die Einzigartigkeit jedes Menschen sind völlig irrelevant. Ein Individuum ist nichts weiter als die Summe seiner Lerngeschichte. Daraus folgt zum einen, dass es auch wieder *ver*lernt werden kann, aber auch, dass jeder alles *er*lernen kann. Also zum Beispiel, mit extremen Stresssituationen umzugehen und dabei kein Burn-out-Syndrom zu entwickeln.
Humanistische Psychologen glauben, dass der Mensch alle Fähigkeiten in sich trägt, die er zum (Über-) Leben benötigt – man müsse sie nur aus ihm herauskitzeln. Sie nehmen die Persönlichkeit ihres Klienten zwar wahr und an, konfrontieren ihn aber indirekt mit dem Vorwurf: »Warum hast du nicht mehr aus deinen Fähigkeiten und deinem Leben gemacht?«

Was hier passiert, ist doppeltes Unglück für den Klienten: Zunächst wird ihm die alleinige Verantwortung für seine Probleme auf die Schultern gelastet. Damit hat sich dann aber auch jegliche gesellschaftliche und gesellschaftspolitische Aufgabe der Psychotherapie erledigt! Der Klient ist an seinen Problemen selbst schuld, wir geben ihm die Mittel an die Hand, wie er sie lösen kann, und wenn er es dann tatsächlich nicht schaffen sollte, trotz Entspannungstechniken und psychologischer Tricks, die wir ihm beibringen, den Stress, den er durch seine drei unterbezahlten Jobs hat, neben denen er sich natürlich noch um die Kinder kümmern und schauen muss, dass auch seine Ehe nicht darunter leidet – wenn er dieses Pensum trotz unserer Hilfe nicht schafft, dann gibt er sich wohl schlichtweg nicht genug Mühe.

Dass Psychotherapie dabei eben doch eine gesellschaftliche Funktion hat, das wird gar nicht mehr gesehen! Dass die Probleme jenes Klienten überhaupt erst durch einen bestimmten gesellschaftlich vorgegebenen Rahmen entstehen, der erhöhten Druck, Hartz IV und was weiß ich noch alles bewirkt, dass der Klient also nicht unbedingt selbst dafür verantwortlich ist, dass die Lösung seiner Probleme eigentlich auf einer gesellschaftspolitischen Ebene angesiedelt sein müsste, wird ignoriert. Der Therapeut engagiert sich also keinesfalls politisch und steht dem Klienten nicht wirklich in allen Konsequenzen zur Seite. Seine Hilfe hört an den theoriebezogenen Grenzen der Therapie auf und spricht ihn von jeglicher Verantwortung frei.

Der Dschungel und seine Ernte

Ich möchte an dieser Stelle noch einmal darauf hinweisen, dass sämtliche Studien zur Frage, was den entscheidenden Faktor einer erfolgreichen Therapie ausmacht, ergeben, dass es die **Beziehung zwischen Therapeut und Klient** ist. Und eben nicht die Ausbildung des Therapeuten, oder wie der sich nennt!

Dieser Aspekt zeigt, wie unnötig also die vielen verschiedene Berufsbezeichnungen auf dem Gebiet der Psychotherapie sind. Es ist wahrscheinlich, dass ein unbedarfter Klient, der sich zum ersten Mal in seinem Leben mit dieser Thematik beschäftigt, völlig verwirrt wird in Anbetracht der Schwierigkeit, direkt auf den richtigen Helfer für sein spezifisches Problem zu stoßen. Ärzte, Psychologen und Heilpraktiker haben in guter Zusammenarbeit mit den Berufsverbänden, den Krankenkassen und – nicht zu vergessen – dem Gesetzgeber in den letzten 40 Jahren einen Dschungel an Begriffswirrwarr und Zuständigkeiten aufgebaut, der den Klienten nur in den Wahnsinn treiben kann.

Doch wir brauchen hier – wo wäre es wichtiger – absolute Transparenz! Tatsache ist, dass die meisten Klienten beim erstbesten Therapeuten bleiben, bei demjenigen, der ihnen den frühesten Termin anbietet. Baut der dann in den ersten Stunden nicht gleich groben Mist, wird der Klient in der Regel seine Therapie bei ihm fortsetzen.

Wie wir gesehen haben, hat der Therapeut dabei die Fäden in der Hand. Er leitet seinen Klienten an, einen bestimmten therapeutischen Weg zu gehen, den im Endeffekt der Therapeut vorgibt. Auch wenn der Therapeut in seiner Ausbildung gelernt hat, darauf zu achten, was der Klient möchte, und ihn aus seiner Wirklichkeit abzuholen, wird dieser Punkt zu Beginn einer Therapie wohl kaum eine Rolle spielen. In der Hoffnung auf rasche Hilfe wird der Klient einfach befolgen, was der Therapeut vorgibt. Am Eingang zur therapeutischen Praxis gibt er oft freiwillig einen Teil seiner Subjektivität auf, weil er gar nicht in der Lage ist, das Ganze kritisch zu hinterfragen. Als leidender Laie setzt er volles Vertrauen in das Können des Therapeuten.

Bei Ärzten ist das ja nicht anders, auch dort gibt der Patient sein kritisches Denken gleich mit seinem Mantel an der Garderobe des Wartezimmers ab. Sollte er tatsächlich noch in der Lage sein, es mit hinein ins Behandlungszimmer zu nehmen, raubt der Arzt ihm bald seine restliche Luft und haut ihm la-

teinische Spezialausdrücke nur so um die Ohren, sodass dieser gar nicht mehr daran zweifelt, dass die vorgeschlagene Behandlung die einzig richtige Wahl ist.
Psychotherapeuten haben sich im Laufe ihrer Ausbildungsjahre genau wie Ärzte einen Spezialjargon an Fachausdrücken angeeignet. Die ganz banale Angst, aus dem Haus zu gehen, wird so – für Laien unverständlich – zur »Agoraphobie«. Hinzu kommt der Streit, welche Diagnosen überhaupt noch verwendet werden – zum Beispiel gibt es im entsprechenden Forum der Internet-Enzyklopädie Wikipedia eine seitenlange Auseinandersetzung darüber, ob der Begriff »Neurose« heute noch verwendet wird. Heißt im Grunde: Der Klient kann sich im Vorfeld informieren, weiß hinterher aber trotzdem nicht Bescheid.
Demzufolge bleibt dem Klienten eigentlich gar nichts anderes mehr übrig, als sich klein und unbedeutend zu fühlen. Er macht sich gewissermaßen vor scheinbar so bedeutsamen Berufsbezeichnungen, großartigen Therapieversprechungen und schwer auszusprechenden Fachausdrücken zwar noch nicht gleich in die Hose, aber doch zum dankbaren Objekt.
Entstanden ist somit ein grandios aufgeblasenes Gesundheitssystem ohnegleichen, das aber paradoxerweise immer noch zu klein ist, um eine umfassende psychotherapeutische Versorgung der Bevölkerung zu gewährleisten.

Ein paar Zahlen:

- Es gibt 27.000 approbierte psychologische Psychotherapeuten in Deutschland.
- Hinzu kommen 23.000 psychotherapeutisch weitergebildete Fachärzte.
- Der Verband Freier Psychotherapeuten, in dem sich die Psychotherapeuten (HPG) organisiert haben, hat 5.300 Mitglieder.

- Die Krankenkassen zahlen jährlich 900 Millionen Euro nur an obige Berufsgruppen.
- Die Gesamtversorgung aller psychischen Störungen inklusive jener durch psychiatrische Krankenhäuser, Ambulanzen, Heime kostet den Steuerzahler jährlich 6 Milliarden Euro.
- Laut Bundespsychotherapeutenkammer erkrankt im Laufe eines Jahres durchschnittlich ein Drittel aller Erwachsenen an einer psychischen Störung. Das sind jährlich 16 Millionen Menschen. Rund ein Drittel davon würde sich gerne behandeln lassen, das wären 5 Millionen. Es gibt aber nur 700.000 Behandlungsplätze.

Ehrlich gesagt zweifle ich ein paar Zahlen des letzten Absatzes an. Wenn jährlich 16 Millionen Menschen psychisch krank werden, so bedeutet das, dass wir Deutschen ein Volk von Verrückten sind. Wahrscheinlich kommt diese Zahl wieder aus der Ecke irgendeiner tiefenpsychologischen Hochrechnung. Ich habe es ja schon mal erwähnt: So mancher Psychoanalytiker oder Tiefenpsychologe ist davon überzeugt, dass es einen psychisch rundum gesunden Menschen überhaupt nicht geben kann. Also sind wir alle verrückt.
Kein Wunder, denn den Maßstab für Verrücktheit geben Psychologen vor. Das ist so ähnlich wie die Inspektion in einer Autowerkstatt. Irgendetwas findet der Mechaniker doch immer – und wenn es nur die Scheibenwischerblätter sind. Eine Frage soll dieses Kapitel abschließen:

Wollen wir uns das wirklich gefallen lassen?

Für Eilige: Zusammenfassung der kleinen »Titel«-Geschichte – Wer ist was?

Ein **Psychiater** ist immer ein Facharzt für Psychiatrie, der auch Medikamente verschreiben darf.

Ein **ärztlicher Psychotherapeut** ist ein Arzt, der eine psychotherapeutische Weiterbildung absolviert hat. Er muss nicht notwendigerweise Psychiater sein, er kann beispielsweise auch ein Hautarzt sein, der seine Patienten zusätzlich psychotherapeutisch behandelt. Gerade viele Hautkrankheiten haben einen psychischen Anteil und Patienten haben so die Möglichkeit, sich ganzheitlich behandeln zu lassen.

Psychologe ist seit den 80er-Jahren des letzten Jahrhunderts ein geschützter Begriff. Psychologen müssen immer ein Studium der Psychologie abgeschlossen haben, sind also automatisch **Diplompsychologen**. Da an den Universitäten der Bologna-Prozess gerade erst begonnen hat, das Diplom also durch den mindestens um zwei Semester verkürzten Bachelor-Studiengang und dessen Aufbaustudium zum »Master« (der dann inhaltlich mit dem Diplom zu vergleichen ist) ersetzt wird, ist noch nicht klar, in welchen Bereichen Bachelors und Masters jeweils arbeiten dürfen. Vorgesehen ist, dass nur Masters Psychotherapeuten werden dürfen. Aufgrund von wirtschaftlichen Interessen der verschiedenen Ausbildungs- und Weiterbildungsinstitute ist das jedoch keineswegs sichergestellt.
Psychologen arbeiten nicht gezwungenermaßen therapeutisch, sie sind auch in anderen Bereichen wie etwa Verkehrspsychologie, Werbepsychologie, Wirtschafts- und Organisationspsychologie, Sozialpsychologie, Pädagogische Psychologie, Sportpsychologie, Kriminalpsychologie etc. tätig.

Ein Diplompsychologe kann bei seiner Gemeinde eine so genannte »Heilerlaubnis« beantragen, die ihm juristisch gestattet, psychotherapeutisch zu arbeiten – jedoch ohne Kassenzulassung. Klienten müssen ihre Therapie also selbst bezahlen. Ausnahmen bestätigen jedoch die Regel. Es gibt da ein Schlupfloch, das kaum ein Klient und auch nicht alle Therapeuten kennen. Da es eigentlich viel zu wenige Therapeuten mit Kassenzulassung gibt, ist die Wartezeit meistens sehr lang. Kann ein Klient durch Bestätigung nachweisen, dass er vergeblich versucht hat, bei drei Therapeuten aus seiner Umgebung innerhalb des nächsten halben Jahres einen Termin zu bekommen, erstatten die Krankenkassen in der Regel auch die Kosten für einen nicht kassenzugelassenen Therapeuten, sofern dieser mit der Therapie schneller beginnen kann – allerdings nur bis zu einem bestimmten Satz. Liegen die Kosten dieses Therapeuten darüber, muss der Klient sie tragen.

Psychotherapeut ist seit der Einführung des so genannten Psychotherapie-Gesetzes aus dem Jahr 1999 ebenfalls ein geschützter Begriff. Psychotherapeuten sind immer entweder ärztliche Psychotherapeuten (siehe oben) oder psychologische Psychotherapeuten.
Die Bezeichnung **Psychotherapie (HPG)** weist einerseits darauf hin, dass ihr Träger eine Ausbildung zum Psychotherapeuten im Rahmen des Heilpraktikergesetzes absolviert hat. Meistens hat er sein Wissen und seine Fähigkeiten in einer auf Psychotherapie spezialisierten Heilpraktikerschule erworben. Es können aber auch Diplompsychologen darunter fallen, die keine Weiterbildung zum Psychotherapeuten absolviert haben, jedoch die Heilerlaubnis besitzen. Alle diese Therapeuten besitzen keine Kassenzulassung, ihre Klienten müssen die Kosten übernehmen.

Psychologische Psychotherapeuten sind in der Regel Psychologen, die eine psychotherapeutische Weiterbildung absolviert haben. Sie werden von den Krankenkassen bezahlt.

Psychoanalytiker haben eine mehrjährige psychoanalytische Ausbildung hinter sich. Zuvor müssen sie entweder Medizin oder Psychologie studiert haben. Auch ihr Honorar übernimmt die Kasse.

Der Titel **Verhaltenstherapeut** sagt noch nichts über den Berufsstatus aus, verantwortungsvolle Verhaltenstherapeuten weisen durch diesen Titel jedoch auf ihre Spezialisierung hin. Dasselbe gilt für alle anderen Titelträger, die unmittelbar offenlegen wollen, auf welche Therapie sie sich spezialisiert haben, also **Gesprächstherapeuten, Gestalttherapeuten, Hypnotherapeuten, Familientherapeuten** etc.

Alle Träger anderer Berufsbezeichnungen dürfen juristisch betrachtet nicht im eigentlichen Sinne therapeutisch tätig sein, sie dürfen also nicht »heilen«, sondern nur *beraten*. Darunter fallen **psychologische Berater** ebenso wie **Paar-** , **Ehe-** oder **Sexualtherapeuten**. Natürlich gibt es auch in diesen Berufszweigen Ärzte und Psychologen, die sich etwa auf Paar- oder Sexualtherapie spezialisiert haben und nach ihrer Weiterbildung zum ärztlichen oder psychologischen Psychotherapeuten Paar- oder Sexualtherapien durchführen. Jedoch sind diese Berufsbezeichnungen nicht geschützt und bilden somit im Falle eines psychischen »GAUs« keine juristische Anspruchsgrundlage für eine Klage gegen den Therapeuten. Glauben Sie es mir – darunter gibt es jede Menge schwarzer Schafe!

Seit einiger Zeit gibt es auch einige wenige **philosophische Therapeuten**, die gar nicht therapeutisch tätig sein wollen (und dürfen), sondern eher von einer bestimmten philosophischen Richtung und Lebensanschauung aus nach Lösungen für ihre Klienten suchen. Dass das gar nicht so verkehrt ist, sieht man an den alten griechischen Philosophen wie etwa Sokrates, der seinen Schülern durch Diskussionen und dem nach ihm benannten *sokratischen Dialog* zu neuen Einsichten und Zusammenhängen verholfen hat, indem er bestimmte Fragen stellte, deren Antworten auf einen ganz konkreten Erkenntniswert abzielten.

Coaching ist nichts anderes als eine psychologische Beratung, bezieht sich meistens jedoch auf berufliche Ebenen. Häufig wird dies auch – ein bisschen inhaltsleer – *Persönlichkeitsentwicklung* genannt. Es geht um Fragen des Zeitmanagements, der Karriereplanung, des besseren Delegieren-Könnens usw. **»Coach«** ist kein geschützter Beruf, der Begriff kommt aus dem Bereich des Sports. Mittlerweile gibt es aber viele gute Ausbildungsinstitute und Organisationen. Ein Coaching ist in der Regel um einiges teurer als eine psychologische Beratung und aus eigener Tasche (bzw. vom Arbeitgeber) zu bezahlen.

Schließlich gibt es noch jede Menge **Lebensberater**. Dies ist schlicht eine seriöser wirkende Umschreibung für Handleser, Tarotkartenleger, Pendler und andere Berater aus der esoterischen Ecke. Dass auch sie nicht von den Krankenkassen bezahlt werden, versteht sich von selbst.

Ist jemand auf der Suche nach einem geeigneten Therapeuten, sollte er sich am besten an seine zuständige Krankenkasse wenden. Die besitzt meistens eine Liste der mit ihr zusammenarbeitenden Therapeuten. Er kann aber auch im Internet suchen; es gibt einige Seiten, auf denen Therapeuten nach Postleitzahlen aufgelistet sind. Auch die für das jeweilige Bundesland zuständige Psychotherapeutenkammer gibt Auskunft. Einfach googeln.

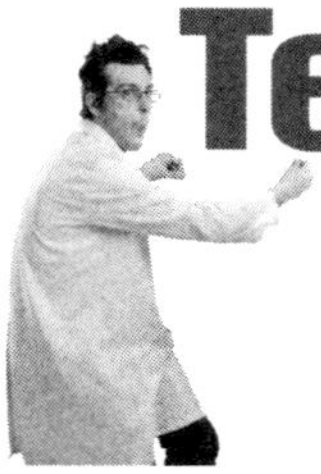

Teil 2

»Lasset, die ihr eintretet, alle Hoffnung fahren« – Die weiteren Phasen der Objektivierung in der Psychotherapie

Ich weiß, das Zitat aus Dantes *Inferno* mag vielleicht ein bisschen übertrieben klingen, aber Sie kennen mich ja nun schon ein wenig ...

Also gut! Wir kennen nun die Fakten, dann können wir jetzt ans »Eingemachte« gehen, und zwar an den therapeutischen Prozess an sich. Will heißen:
Wie unterscheidet sich eine Therapie im Rahmen der Kassenzulassung von der für Privatzahler? Was sind die Vor- und Nachteile beider Formen? Welche Pflichten haben Therapeuten und welche Rechte die Klienten? Was ist machbar und was nicht? Um diese Fragen zu beantworten, werde ich die gängigsten Therapieformen kurz vorstellen und den Therapievorgang von der ersten bis zur letzten Stunde unter die Lupe nehmen. Zunächst aber gebe ich Ihnen (als kleine Starthilfe) zwei Definitionen von »Psychotherapie« an die Hand. Die erste stammt vom Wissenschaftlichen Beirat Psychotherapie (WBP): »Psychotherapie ist die Behandlung von Individuen auf der Basis einer Einwirkung mit überwiegend psychischen Mitteln. Die Definition wissenschaftlicher Psychotherapie fordert eine Reihe von weiteren Bedingungen, z. B. das Anstreben der positiven Beeinflussung von Störungs- und Leidenszuständen in Richtung auf ein nach Möglichkeit gemeinsam erarbeitetes Ziel (z. B. Symptomminimalisierung und/oder Strukturveränderungen der Persönlichkeit) sowie einen geplanten und kontrollierten Behandlungsprozess, der über lehrbare Techniken beschrieben werden kann und sich auf eine Theorie normalen und pathologischen Verhaltens bezieht. Wissenschaftliche Psychotherapie sollte als Heilbehandlung im Rahmen des jeweiligen Gesundheitssystems zu bestimmen sein.«
Ähnlich klingt Nummer zwei, die der Wiener Psychotherapeut Hans Strotzka 1978 vorgelegt hat: »Psychotherapie ist ein bewusster und geplanter interaktioneller Prozess zur Be-

einflussung von Verhaltensstörungen und Leidenszuständen, die in einem Konsensus (möglichst zwischen Patient, Therapeut und Bezugsgruppe) für behandlungsbedürftig gehalten werden, mit psychologischen Mitteln (durch Kommunikation) meist verbal, aber auch averbal, in Richtung auf ein definiertes, nach Möglichkeit gemeinsam erarbeitetes Ziel (Symptomminimalisierung und/oder Strukturänderung der Persönlichkeit) mittels lehrbarer Techniken auf der Basis einer Theorie des normalen und pathologischen Verhaltens.«
Das war die Theorie, nun zur Praxis!

»Ich bin doch nicht verrückt!«

»Ich bin doch nicht verrückt!«, sagen immer wieder Menschen, denen empfohlen wird, einmal einen Therapeuten aufzusuchen. »Ich brauche keinen Psychologen!«
Wann also ist jemand verrückt? Oder – um die obigen Definitionen aufzugreifen – wann ist das Verhalten eines Menschen »pathologisch«? Und wie erkennt er dies?

Wie es das Wort »ver-rückt« schon nahelegt, ist es dann zutreffend, wenn jemand an den Grenzen einer bestimmten Norm angelangt ist. Eine Norm betrifft etwa die körperliche Sauberkeit. Einmal am Tag zu duschen, sich ab und an die Hände zu waschen, das ist normal. Es fällt auch noch unter die Norm, wenn jemand an einem Tag einmal das Duschen ausfallen lässt oder auch zweimal am Tag unter den Wasserstrahl hüpft. Genauso, wenn jemand sich zehnmal am Tag die Hände wäscht oder ein anderer einen Tag lang gar nicht. Der Normbereich »körperliche Sauberkeit« bietet einen bestimmten Spielraum, innerhalb dessen ein Verhalten als normal gilt. Wie ist es aber, wenn jemand sich wochenlang gar nicht wäscht?

Oder ein anderer am Tag drei Stunden lang duscht und sich zweihundertmal die Hände wäscht? Das ist dann schon ein gutes Stück außerhalb des statistischen Normbereichs.
Zunächst ist da gar nichts gegen zu sagen; wenn die betreffende Person gut damit zurecht kommt und es sie nicht stört – okay. In den meisten Fällen aber leidet die Person unter ihrem eigenen Verhalten. Dieser *Leidensdruck* ist nun zumeist das entscheidende Kriterium, eine Therapie zu beginnen. Jemand, der unter seinem Verhalten nicht leidet, was soll der bei einem Therapeuten? Und umgekehrt: Jemand, der leidet, sollte dagegen angehen!
Es besteht aber auch die Möglichkeit, dass *andere* Menschen unter dem Verhalten einer Person leiden. Jemand, der etwa permanent gewalttätig gegen seine Umwelt wird, oder – als krassestes Beispiel – ein Kinderschänder. Solchen Menschen wird dann unter Umständen von juristischer Seite eine Psychotherapie auferlegt.
Eine solche Therapie unter Zwang kann durchaus Sinn machen, wenn es der Klient in den ersten Stunden schafft, sich selbst besser kennen zu lernen und zu spüren, dass er ebenfalls leidet, wenn er andere Menschen verletzt. Meiner Ansicht nach kommen höchstens absolute Soziopathen (früher wurden sie Psychopathen genannt) ohne eigenes Leiden davon, wenn sie anderen wehtun – was aber an einer organischen, also körperlichen Störung in ihrem Gehirn liegt. Ihnen fehlt jegliche Fähigkeit, für Andere Mitgefühl empfinden zu können.

Hier sei mir eine kleine Anmerkung erlaubt: Leidensdruck ist nicht messbar und lässt sich somit nicht nachprüfen. Kein Bluttest kann aufzeigen, ob der Leidensdruck bei Person A größer ist als der von Person B. Diese Nicht-Verifizierbarkeit ist ein Merkmal aller psychischen Krankheiten. Niemand

kann zeigen, ob die Depression, unter der Hans leidet, objektiv schwerer ist als die von Hilde.
Die Auswirkungen dieses Zusammenhangs sind jedoch gravierend. In unserem Zeitalter der Wissenschaft, in einer Zeit, in der die Heilungsquote in der Medizin immer höher wird, weil nach Möglichkeit empirische Daten als Grundlage für Therapiekonzepte erhoben werden, geraten nicht objektivierbare Störungen ins Hintertreffen. Bei einem Beinbruch kann man genau angeben, welcher Knochen wo genau wie stark beschädigt ist – bei einer Depression geht das nicht. Als Konsequenz werden psychische Störungen auf gesellschaftlicher Ebene noch mehr stigmatisiert, weil es eben keinen generellen Konsens darüber gibt, worüber hier eigentlich gesprochen wird und wie man optimal helfen kann. Aber wir können das ändern! Dazu gleich mehr.

In den USA ist der Besuch beim Therapeuten gang und gäbe, wobei die Menschen da üblicherweise zum Analytiker rennen. Erwischen sie einen guten Therapeuten bzw. Analytiker, kann das durchaus Sinn machen. Diese Form der Therapie ist vergleichbar mit dem wöchentlichen Besuch im Fitness-Studio, um sich körperlich in Schuss zu halten, nur dass hier der Geist »trainiert« wird. Psychische Gesundheit ist schließlich ebenso wichtig, und Psychologen sind nun einmal Spezialisten dafür. Man muss nicht unbedingt »verrückt« sein, um bei einem Therapeuten einen »Check-up« seiner Psyche vornehmen zu lassen; auch für einen gesunden, ausgeglichenen Menschen können Tipps von einem Spezialisten nützlich sein. Allerdings ist es dabei wichtig, einem Therapeuten gegenüberzusitzen, der selbst für Kritik offen ist, sein Handeln transparent erklärt und sein psychologisches Spezialwissen bereitwillig weitergibt. Nur so hat der Klient die Chance, einen groben Überblick über den therapeutischen Prozess zu behalten.

Leider ist das in der Praxis eher Wunschdenken! So bleiben viele Therapeuten im Glaubenssystem des von ihnen favorisierten therapeutischen Konzepts gefangen und versuchen, ihre Klienten dort hineinzuziehen (da sie nichts anderes kennen und das Bekannte als wirkungsvoll erfahren haben). Dieses festgefahrene, kritikunfähige Verhalten hat jedoch eine für den Klienten nachteilige Bevormundung zu Folge.

»Herr und Knecht« – Das therapeutische Setting

Hier sitzt der Therapeut als Spezialist, ihm gegenüber der Klient als Laie, dem aufoktroyiert wird, was er zu tun bzw. zu denken hat – so gestaltet sich typischerweise das Verhältnis der Beteiligten in einer Therapie. Legt der Therapeut nicht von Beginn an wesentlichen Wert darauf, sein Handeln und Reden zu erläutern, entsteht im Behandlungszimmer schnell ein Autoritätsverhältnis, das den Klienten in eine geduldige, devote Wartestellung drängt und ihn somit zum »Patienten« (von lat.: geduldig) macht, der auf die Weisheit des Therapeuten rückhaltlos vertraut. Tatsächlich gibt es viele Therapeuten, die ihre Kunden nicht mehr – wie eigentlich üblich – als »Klienten«, also »Auftraggeber« bezeichnen, sondern als »Patienten«.

Diesem Prozess leistet der Psycho-Fachjargon Beihilfe. Um das festzustellen, braucht man nicht einmal in die Wort(hülsen)-schatulle von Psychoanalytikern und Tiefenpsychologen zu schauen. Deren Vokabular wie »Selbstverwirklichung«, »sich selbst finden«, »sich einbringen« oder die völlig unsinnige Aufforderung, »Sei mal ein bisschen spontaner!« (der absolute Widerspruch in sich, denn wie bitte soll man absichtlich spontan sein?) sind ja bereits in den allgemeinen Sprachgebrauch übergegangen, so unsinnig die Äußerungen auch sein mögen. Sich selbst finden? Wo und wie kann man sich denn verlieren? Selbstverwirklichung? Sind wir denn nicht von Anfang an *wirklich*?

Hinzu kommt der ganze Diagnose-Wust aus dem ICD-10, in dem es Hunderte ähnliche Bezeichnungen für im Grunde identische Störungen gibt, sodass sich der Therapeut nach Lust und Laune bedienen kann. So unterscheidet der ICD-10 etwa zwischen einer »Panikstörung«, die dort »episodisch paroxysmale Angst« heißt, einer »generalisierten Angststörung«, »Angst und depressive Störung, gemischt«, sowie zwischen »andere gemischte Angststörungen«, »sonstige spezifische Angststörungen« und »Angststörung, nicht näher bezeichnet«. Ja … Absolut einleuchtend!
Dem Klienten kann also unter Umständen die Diagnose *generalisierte Angststörung* »aufgedrückt« werden, obwohl er womöglich »nur« unter einer stinknormalen Insektenphobie leidet. Mit der Diagnose *generalisierte Angststörung* kann ihn der Therapeut allerdings kostenfrei behandeln und weiß dadurch zudem, wie er den Therapieverlauf gestalten kann. Ein weiteres Beispiel also für die »Herr-Knecht«-Beziehung, in der der Klient immer mehr seine Mündigkeit verliert. Und dies ist nur ein relativ unbedeutendes Beispiel; bei anderen Störungen wird es da mitunter viel kruder! Eigentlich sollte es doch klar sein, dass jeder posttraumatischen Belastungsstörung oder jedem Burn-out auch Anteile einer Depression innewohnen, die eine Kostenübernahme voraussetzt.
Faktisch ist das ICD-10 nichts anderes als ein Manual, in dem die Störungen der menschlichen Psyche, die in der Realität von Einzelfall zu Einzelfall variieren, geordnet und katalogisiert werden sollen, was letztendlich aber zu einer ungeheuren Schwammigkeit führt. Mein Eindruck ist hier eher, dass die Psychologen einmal mehr der Ärzteschaft nacheifern, nur um

dem Kind einen Namen geben zu können. Dass sie damit eher zur Verwirrung ihrer Klienten beitragen, als zu deren Aufklärung, scheint nebensächlich – wenn nicht sogar beabsichtigt ... Ein Therapeut, der in der dem Klienten vertrauten Alltagssprache bleibt, erscheint mir persönlich viel vertrauenswürdiger. Ebenso wichtig erscheint mir der beruhigende Hinweis durch den Therapeuten, dass ein psychisch gesunder Mensch – also sogar der Therapeut selbst – ebenso Anflüge von psychischen Auffälligkeiten kennt, der Unterschied also allein im Leidempfinden liegt und nicht in der »Störung«.

Die meisten von uns kennen doch die Angst, vor einer Menschenmenge einen Vortrag oder ein Referat zu halten, oder auch das diffuse Gefühl, es würde etwas Schlimmes geschehen, wenn man jetzt nicht immer zwei Treppenstufen auf einmal nimmt. Nach meiner Erfahrung führt ein solcher Hinweis von Therapeutenseite gleich zu einer gewissen Erleichterung beim Klienten, weil der sich zu Recht verstanden fühlt und sich sogleich nicht mehr so ganz alleine vorkommt mit seinem Problem.

In einem solchem Rahmen, in dem eben auch das Problem der Objektivierung thematisiert wird, muss selbige nicht mehr unbedingt etwas Negatives bedeuten. Manchmal kann eine Objektivierung ja auch etwas Bereicherndes sein – wenn man z. B. durch Ratschläge etwas dazulernt oder sich ganz einfach von einer Massage verwöhnen lässt.

Die Objektivierung findet im therapeutischen Prozess auf jeden Fall statt – die Frage ist eben nur, wie.

Spiegelneuronen – Die eigentlichen Therapeuten

Kennen Sie das: Ihr Gegenüber muss gähnen und es dauert nur wenige Sekunden, bis Sie dasselbe Bedürfnis empfinden? Oder jemand lächelt sie an und Sie lächeln unwillkürlich zurück?

Es hat sehr lange gedauert, bis man erklären konnte, was da »zwischen-menschlich« passiert. Erst Mitte der 1990er-Jahre entdeckte der italienische Neurophysiologe Giacomo Rizzolatti zusammen mit seinen Mitarbeitern bei einem Experiment mit Affen, dass bestimmte Neuronen in deren Gehirnen während einer kontrollierten Handbewegung »feuerten«. Diese Information war zwar nicht neu, aber dass genau dieselben Neuronen auch bei anderen Affen »feuerten«, die diese Handbewegungen nur beobachteten, war eine Sensation! Diese Reaktions-Neuronen nannte Rizzolatti dann *Spiegelneuronen.*

Von da an jagte eine Versuchsreihe die nächste. Heute geht man davon aus, dass jene Spiegelneuronen eine entscheidende Rolle in der menschlichen Kommunikation spielen, weil sie für Intuition und Mitgefühl zuständig sind. An ihnen liegt es, dass wir zu lächeln beginnen, kurz nachdem wir angelächelt wurden, oder dass das Bedürfnis zu gähnen in uns aufsteigt, wenn wir einen gähnenden Mitmenschen sehen.

Die Spiegelneuronen sind wohl auch die Ursache dafür, dass wir intuitiv spüren, was unser Gegenüber gerade braucht und fühlt. Und das spielt in der Psychotherapie ja eine entscheidende Rolle.

Mir sind zu diesem Thema keine weiteren Studien bekannt, aber ich bin davon überzeugt, dass man diese Spiegelneuronen wie jede andere Fähigkeit, an der Hirnzellen beteiligt sind, trainieren kann.

Mit Hilfe der phänomenologischen Methode konnte man so

etwas wie »Mitgefühl« allerdings auch schon weit vor 1995 erklären. Beim Hineinfühlen in einen anderen versuchen wir ja nichts anderes, als ihn aus seinem Inneren heraus zu verstehen. Wir nehmen seinen inneren Wertemaßstab und übersetzen ihn in unseren eigenen. Ein Beispiel: Bedeutet ihm Sport so viel wie mir Literatur, tausche ich beim Mitfühlen eben Literatur mit Sport aus usw. Durch Rückfragen, das in der Psychotherapie »Aktives Zuhören« genannt wird, verfeinere ich mein Wissen um den Wertemaßstab meines Gegenübers weiter.

Vor dem Hintergrund der Phänomenologie müssten damit psychische Störungen eigentlich für jeden in einem gewissen Rahmen nachvollziehbar sein; sie besitzen somit doch eine gewisse Objektivität. Das wiederum bedeutet, dass psychische Krankheiten eigentlich nicht wegen angeblich fehlender Objektivität weiter stigmatisiert werden müssen.

Mit den Spiegelneuronen hat also die Naturwissenschaft wieder einmal etwas erklärt, was phänomenologisch schon längst bekannt war, aber gut – die Naturwissenschaft gilt halt immer noch als handfester als die Geisteswissenschaften.

Ich möchte kurz festhalten, welche Konsequenz das Phänomen des »Mitgefühls« bzw. der Spiegelneuronen auf die Psychotherapie haben könnte. Da ja jeder Mensch Spiegelneuronen und folglich die Möglichkeit besitzt, sein Gegenüber emotional zu verstehen, kann also theoretisch auch jeder Mensch ein guter Psychotherapeut sein. Wie schon erwähnt, zeigen zahlreiche Untersuchungen zur Wirksamkeit von Psychotherapie, dass das entscheidende Kriterium die Beziehung zwischen Therapeut und Klient ist. Jemand, der seine Spiegelneuronen trainiert hat und zudem noch über ein entsprechendes Wissen an therapeutischen Tricks, Mitteln und Möglichkeiten verfügt (etwas, das man sich selber recht einfach beibringen kann), bringt eigentlich alles mit, was einen guten Therapeuten ausmacht.

Dies ist auch die These, unter die ich den zweiten Teil des Buches stellen möchte:

Im Grunde kann jeder Mensch im Alltag psychotherapeutisch tätig sein; die menschliche Psyche ist gar nicht so variabel, wie man denkt. Ein offenes Ohr für seine Mitmenschen, das Anwenden vernünftigen Denkens und Zulassen von Mitgefühl und vielleicht das Kennenlernen der ein oder anderen psychotherapeutischen Technik (die ja alle letztendlich dem Alltag entspringen), können schon genügen.

Diese These ist sozusagen der Umkehrschluss aus der Idee, dass Psychotherapie nichts anderes ist als »bezahlte Freundschaft«, eine Theorie, die bereits vor 20 Jahren im Rahmen der Sozialpsychologie diskutiert wurde.

Drei Mäntelchen für denselben Körper – Therapie, Beratung, Coaching

Therapeuten weisen immer wieder darauf hin, dass eine Therapie abzugrenzen sei von einer psychologischen Beratung oder gar einem Coaching. Der Laie stellt sich dann etwa vor, dass eine Therapie viel tiefer geht als die Beratung – und beim Coaching stehen sowieso hauptsächlich berufliche Aspekte wie Zeitmanagement oder Karrierekompetenzen im Vordergrund.
Dies trifft allerdings nur eingeschränkt zu. Was es gibt, ist ein

juristisch definierter Unterschied zwischen einer Therapie auf der einen Seite sowie einer Beratung oder einem Coaching auf der anderen.
Eine Therapie ist ein Vorgang des Heilens, und der »Heiler« benötigt dafür eine spezielle Erlaubnis. Wie schon im ersten Teil beschrieben, besitzen diese Heilerlaubnis in der Regel nur Ärzte und approbierte Psychotherapeuten, ggf. auch Psychotherapeuten (HPG), aber deren Erlaubnis wird normalerweise von den Krankenkassen nicht anerkannt.

Die Frage ist nun, ob – und wenn ja, wie – sich Therapie, Beratung und Coaching tatsächlich inhaltlich voneinander unterscheiden. Die Grenzen sind in der Praxis fließend.
Aus der Perspektive des Klienten sehen die Unterschiede wie folgt aus: Eine Therapie kommt normalerweise dann zum Zug, wenn beim Klienten eine psychische Störung im Sinne des ICD-10 bzw. des DSM IV vorliegt. Diese Therapie dauert dann mindestens 20 Stunden, kann sich aber auch über Jahre ziehen. Die Kosten werden von den Kassen übernommen.
Eine psychologische Beratung ist in der Regel kürzer; der Klient ist nicht so schwer beeinträchtigt, die Störung geringer, falls überhaupt eine vorliegt. Bei einer Beratung können auch lediglich Tipps für die Erziehung der Sprösslinge eingeholt werden, oder man sucht eine allgemeine, nicht anlassbezogene Beratung zur psychischen Fitness. Da eine Beratung keine Maßnahme zur Heilung darstellt, zahlen die Krankenkassen hier keinen Cent.
Ein Coaching ist in den meisten Fällen vor einem beruflichen bzw. wirtschaftlichen Hintergrund angesiedelt und behandelt spezielle Themen wie Verhandlungsführung, Karriereplanung, effektivere Mitarbeiterführung, Optimierung des Betriebsklimas usw. Coachings werden normalerweise von Unternehmen oder Führungskräften in Anspruch genommen.

Die Kosten dafür können meistens von der Steuer abgesetzt werden, deswegen ist eine Coaching-Stunde um einiges teurer als eine Therapie- oder Beratungs-Sitzung.

Wechseln wir jetzt einmal die Seite und betrachten das System durch die Augen eines Therapeuten, Beraters oder Coach. Da sieht das Ganze dann schon ein bisschen anders aus: Alle drei haben jeweils einen konkreten theoretischen Hintergrund, z. B. einen analytischen oder einen verhaltenstherapeutisch geprägten Ansatz; sie haben bestimmte Ausbildungen absolviert. Zur »Grundausstattung« gehören dabei sowieso ein gutes Einfühlungsvermögen, das schnelle Herstellen eines Rapports zu seinem Gegenüber und eine respektvolle Kommunikation mit Empathie.
Unter *Rapport* versteht man dabei das rasche Herstellen einer gleichen Kommunikationsebene, sodass sich der Klient angenommen und verstanden fühlt. Das funktioniert über meist einfache »Tricks« wie eine gespiegelte Körperhaltung, das Angleichen der Atemfrequenz oder das Sprechen in derselben Sprache. Spricht ein Klient etwa bevorzugt im kinästhetischen Sinnessystem (dasjenige der Gefühle) und sagt etwa Sätze wie »Mir *liegt* eine schwere Last *auf der Schulter*, ich *fühle* mich ganz erschlagen«, macht es wenig Sinn, darauf in einem anderen Sinneskanal zu antworten und ihn etwa zu fragen: »Wo *sehen* Sie eine Lösungsmöglichkeit?« Eine äquivalente Frage wäre eher: »Wie würde es sich *anfühlen*, wenn Sie *spüren* würden, dass Sie der Lösung allmählich näher kommen?«

Ein Therapeut tritt einem Klienten also immer mit angeglichenen Voraussetzungen gegenüber, unabhängig davon, ob er therapiert, berät oder coacht. Er wird entsprechende Techniken anwenden, um bei jedem Klienten das gleiche Empathiegefühl aufzubringen und dieses auch zu vermitteln. Seine

Fähigkeiten stellt er ausnahmslos in den Dienst des Klienten, welch Kindes Namen sein Vorgehen auch trägt.

Dieses Vorgehen ermöglicht eine gewisse Kreativität im Umgang mit den Kosten für eine Therapie, eine Beratung oder ein Coaching. Einen Burn-out-Klienten kann man therapieren, beraten oder coachen, das Ergebnis wird dasselbe sein. Von Therapeutenseite ist es also ziemlich wurscht, unter welchem Deckmäntelchen er behandelt. Letztendlich kann er die Antwort auf die Frage, was er denn abrechnen solle, ruhig in die Hände seines Klienten legen. Es ist einzig die Mehrwertsteuer, die da einen Unterschied macht. Bei einer Beratung und einem Coaching wird sie fällig, bei einer Therapie nicht.

Die Klienten haben also durchaus die Möglichkeit, eigenmächtig zu entscheiden, ob sie sich offiziell therapieren, beraten oder coachen lassen wollen. Sich diese Frage zu stellen, macht durchaus Sinn. Will jemand etwa zu einem späteren Zeitpunkt von der gesetzlichen in eine private Krankenversicherung wechseln, steht dem eine Therapie häufig im Weg. Hat sich jemand bereits im Rahmen einer gesetzlichen Krankenversicherung einer Psychotherapie unterzogen, übernehmen private Versicherungen diesen Antragsteller in den meisten Fällen nicht. Selbst Kredite sind dabei gefährdet, ja wirklich. Toll, was?! Manche Branchen in Deutschland leben da noch ein bisschen hinterm Mond ... Noch ein Aspekt, von dem ein Laien-Klient in der Regel keine Ahnung hat und auf den er auch in den seltensten Fällen hingewiesen wird.

Und auch umgekehrt wird ein Schuh draus. Nehmen wir etwa eine der leidvollsten psychischen Negativerfahrungen, die Menschen nur machen können, deren Behandlung aber keine Kasse der Welt zahlt: Liebeskummer. Die meisten von uns werden das Gefühl wohl kennen – innere Panik bei gleichzeitiger Leere, man kommt nicht aus dem Bett, weil einem alles sinnlos erscheint, man hat keinen Appetit oder mampft Tonnen von Schokolade, man zweifelt an allem, an sich und der Welt. Den Krankenkassen ist das aber relativ egal, die Diagnose »Liebeskummer« gibt es nicht. Sehr wohl aber »Depression« und »depressive Verstimmung«, deren Symptome denen von Liebeskummer zum Verwechseln ähnlich sind. Liebeskummer als reaktive Depression auf das Verlassenwerden von einer geliebten Person zu verstehen, ist doch eigentlich nicht unredlich! Was können denn Therapeuten wie Klienten dafür, wenn die Krankenkassen in ihrem Regulierungswahn auf der einen Seite und dem schwammigen Wischiwaschi bei der Zuordnung von Merkmalen zu bestimmten Diagnosen auf der anderen etwas Banales und gleichwohl Schwerwiegendes wie Liebeskummer einfach vergessen? Hier bieten die Diagnose-Manuale doch einmal eine Wahlfreiheit zugunsten des Klienten an – falls der Therapeut die Symptome entsprechend auslegt.

All diese kreativen Feinheiten im Umgang mit der Bezahlung einer Behandlung werden dem Klienten normalerweise nicht mitgeteilt, vielleicht sogar tatsächlich **verheimlicht**?
Ein Schelm, wer dabei Böses denkt? Oder könnte man nicht doch auf den Gedanken kommen, dass dies vielleicht schon der allererste Schritt ist, dem Klienten noch vor dem eigentlichen Beginn seiner Behandlung ein Stück Entscheidungsfreiheit zu rauben?

Wer zahlt, schafft an – oder? Das leidige Thema »Geld« und die Folgen – Kassen- versus Selbstzahler

Wie schon einmal angemerkt, herrscht in der Bundesrepublik Deutschland nach wie vor eine chronische Unterversorgung von psychischen Störungen vor. Jedoch gibt es eine gewisse Kreativität im Umgang mit den Kosten einer Therapie. Für jemanden, dem eine Psychotherapie empfohlen wird, stellt sich also zunächst einmal die Frage, ob er sich dieser im Rahmen der Versorgung durch gesetzliche oder private Krankenkassen unterziehen soll oder ob er die Kosten lieber selbst trägt, um sie später über den Weg der Steuererklärung womöglich wieder zurückzubekommen.
Lassen Sie mich also die Kostensituation ein wenig beleuchten und die Konsequenzen aufzeigen, die Kassenbehandlungen bzw. das Selbstzahlverfahren jeweils mit sich bringen.

Da sind zunächst einmal die privaten Krankenversicherungen. Wie gesagt: Viele von ihnen nehmen keine Kunden auf, die bereits eine Psychotherapie hinter sich haben. Andere übernehmen die Kosten, aber oftmals nur bis zu einer bestimmten Anzahl von Stunden pro Jahr, meistens zwanzig. Auch nicht gerade viel; den Rest müssen die Klienten dann drauflegen. Ein genauer Blick in den entsprechenden Passus des Versicherungsvertrages kann also Geld sparen.
Nun zu den Kassenversicherten: Selbst zahlen kann jeder, der über das entsprechende Kleingeld verfügt, ansonsten übernehmen die gesetzlichen Kassen die Kosten. Hier kommt nun die Unterversorgung ins Spiel. In der Regel dauert es nämlich Wochen und Monate, bis man einen Termin bei einem Psychotherapeuten bekommt, der mit den gesetzlichen Krankenkassen abrechnet. Die meisten sind ausgebucht mit Langzeitklienten und gelegentlich wiederkehrenden Altlasten.

Entscheidet sich jemand dennoch – und das geschieht in den meisten Fällen – dafür, die lange Wartezeit in Kauf zu nehmen, bleibt er meist bei dem Therapeuten, der ihm den frühestmöglichen Termin offeriert hat. Die Leute sind so froh darüber, dass sie nun einen Therapieplatz ergattert haben, dass sie es tolerieren, wenn der Therapeut gar nicht auf ihrer Wellenlänge liegt und nicht wirklich zu ihnen passt. Wenn sie ihn dennoch ablehnen, was im Rahmen der fünf probatorischen Sitzungen, in denen Therapeut und Klient »abchecken«, ob sie miteinander »können«, erlaubt ist, müssen sie danach womöglich wieder Monate auf einen Termin bei einem neuen Therapeuten warten. Natürlich kann es ihnen auch passieren, dass umgekehrt der Therapeut sie während oder nach den probatorischen Sitzungen ablehnt. Dann stehen sie ebenso auf dem Schlauch. Hilfreich wäre es also, gleich mit mehreren Therapeuten einen Termin auszumachen. Die fünf probatorischen Sitzungen können nämlich auch auf fünf Therapeuten verteilt werden, d. h. man kann jeweils eine Stunde bei jedem der fünf vereinbaren und sich anschließend entscheiden. Erfahrungsgemäß kann man schon nach der ersten Sitzung sagen, ob man zusammenpasst oder nicht. Im Übrigen helfen bei der Therapeutensuche gerne auch die Kassenärztlichen Vereinigungen oder die Krankenkassen selbst. Es gibt telefonische Hotlines, deren Mitarbeitern die einzelnen Fachgebiete der Therapeuten bekannt sind und die gerne aktiv bei der Vermittlung helfen.

Bezüglich der Anzahl der probatorischen Sitzungen gibt es widersprüchliche Angaben. Bei der Hotline der Therapieplatzvermittlung der Kassenärztlichen Vereinigung Bayern spricht man von fünf Sitzungen pro Therapieversuch, d. h. man kann – wie gerade erläutert – fünf Sitzungen bei einem Therapeuten vereinbaren oder aber auch jeweils eine Sitzung bei fünf verschiedenen Therapeuten.

Die Auskunft der DAK lautet hingegen anders. Hier kann man jeweils fünf probatorische Sitzungen bei beliebig vielen Therapeuten vereinbaren, bei einer Psychoanalyse oder einer tiefenpsychologisch angelegten Therapie sind es sogar acht. Allerdings gilt die Überweisung durch einen Psychiater oder den Hausarzt nur einmal, bei den anderen Therapeuten sind dann jeweils die zehn Euro Praxisgebühr zu entrichten.
Ein wunderschönes Beispiel für die Einheitlichkeit und Übersichtlichkeit unseres Gesundheitssystems.
Wenn Sie also planen, eine Psychotherapie zu machen, ist es sinnvoll, sich zunächst einmal bei Ihrer Krankenkasse zu erkundigen!

Allerdings gibt es ein paar Tricks, wie man eine lange Wartezeit ganz schnell verkürzen kann, denn die gesetzlichen Krankenkassen haben ja einen Versorgungsauftrag!
Diese zwei Schlupf-Möglichkeiten gibt es: Eine habe ich ja schon erwähnt. Die nämlich, dass man sich schriftliche Absagen von drei Psychotherapeuten holen kann, die ihre Praxen im Umkreis von 20 bis 25 km haben, und die schriftliche Zusage eines Therapeuten vorlegt, der nicht mit den Kassen abrechnen darf. Mit diesen vier Unterschriften geht man zu seiner Kasse, die dann auch die Kosten für einen nicht für das Kassenverfahren zugelassenen Therapeuten übernehmen muss. Auch das weiß kaum jemand.
Möglichkeit zwei bieten die Sozialämter. Eine Recherche der Zeitschrift *Stern* zu den ausufernden Kosten des deutschen Sozialsystems hat ergeben, dass die Kostenübernahme von Hilfeleistungen den einzelnen Sozialämtern obliegt. Der Bürger hat laut Sozialgesetzbuch ein Recht auf solche Hilfeleistungen, ohne dass dabei jedoch konkret definiert ist, was tatsächlich zu diesen Leistungen zählt. So ist Deutschland beispielsweise »weltweit die Hochburg der Reittherapie«

(Stern Nr. 9 / 2011, S. 100). Einer Reittherapie ist bisher zwar keine wissenschaftliche Wirksamkeit nachgewiesen worden, weswegen das Gesundheitssystem auch keine Kosten dafür übernimmt, sie zählt aber eben zu den Hilfeleistungen und viele Sozialämter zahlen dafür. Das Leben ist wohl doch ein Ponyhof.

Was kostet eigentlich eine Stunde Psychotherapie? Nun, hier gibt es kleine Schwankungen: Kassentherpeuten nehmen ca. 50,- € bis zu 130,- €, die von den Kassen übernommen werden (probatorische Sitzungen ausgenommen, da gibt's weit weniger). Bekannte Therapeuten, die nicht mit der Kasse abrechnen, nehmen auch schon mal 300,- € für eine Sitzung.
Alles natürlich vor Abzug von Steuern.

Ein »normaler« Kassentherapeut hat dabei zusätzlich noch jede Menge an Bürokratie-Krempel zu erledigen. Abgesehen von der Tatsache, dass er Aufzeichnungen zu den jeweiligen therapeutischen Sitzungen machen muss, die er danach zehn Jahre lang aufzubewahren hat, muss er – nach den probatorischen therapeutischen Sitzungen, wenn Therapeut und Klient festgestellt haben, dass sie miteinander arbeiten können – zunächst ein Gutachten erstellen. Dieses reicht er dann bei der Kasse ein, damit sie eine bestimmte Anzahl an Sitzungen genehmigt. Meist sind das zunächst 25, bei einer Psychoanalyse oder einer tiefenpsychologisch angelegten Therapie auch schon mal 100.
Nimmt man ein korrektes Vorgehen des Therapeuten an, man könnte sagen: »Dienst nach Vorschrift«, vergehen also noch einmal einige Wochen zwischen den ersten Sitzungen und dem eigentlichen Beginn einer Therapie. Meistens fangen Therapeuten allerdings gleich nach den probatorischen Sitzungen mit der Therapie an, weil sie wissen, dass diese in der Regel auch genehmigt wird.

Oftmals beginnt die Therapie auch schon früher, noch während der fünf probatorischen Sitzungen, einfach, weil die Chemie zwischen Therapeut und Klient stimmt. Was aber ein bisschen Pech für den Therapeuten bedeutet, denn: Nehmen wir einmal an, die beiden sind sich bereits nach zwei Stunden einig, miteinander arbeiten zu wollen, so werden die ersten drei bereits offiziellen Therapiestunden noch als probatorische abgerechnet. Dafür kassiert der Therapeut dann etwa 25,- € pro Sitzung nach Abzug der Steuern. Nicht gerade viel. Die Bürokratie wartet aber auch noch an anderen Stellen – und das erscheint mir manchmal schon ein wenig kurios. Nehmen wir z. B. einen Klienten, der unter Höhenangst leidet: Es ist wissenschaftlich erwiesen, dass die so genannte Konfrontationstherapie hier am effektivsten hilft – wenn sich der Klient also mit seiner Angst direkt konfrontiert, sich unter Anleitung des Therapeuten also auf das Dach des höchsten Gebäudes der Stadt oder auf den Balkon einer Kirche begibt. Aber auch, wenn der Klient dieses direkte Vorgehen scheut und es zunächst einmal mit einer systematischen Desensibilisierung versuchen möchte, sich also zunächst nur vor seinem inneren Auge in verschiedenen Stufen das Erklettern eines Aussichtspunktes vorstellt, wird es irgendwann dennoch einen »Test« geben, bei dem der Klient auf besagtes Dach bzw. den Kirchturm klettert. Da wäre es freilich schön, hätte er seinen Therapeuten quasi zum Schutz mit dabei. Geht in der Regel auch – nachdem der Therapeut bei der Kasse einen Antrag auf eine »Exkursion« gestellt hat und dieser auch bewilligt wurde. Die Stunde des Kletterns wird zwar finanziell genauso vergütet wie die Sitzung in der Praxis, aber schließlich muss ja alles seine Ordnung haben und ein therapeutisches Vorgehen im Schutze von vier psychologischen Praxis-Wänden ist nun einmal weniger riskant als ein Live-Experiment in freier Wildbahn.

Man kann aber auch einfach verschweigen, dass man einen Praxistest durchführt. Ist einfacher.
Dasselbe gilt übrigens auch für Doppelstunden, eventuelle Hausbesuche und Termine außerhalb der »üblichen« Sprechzeiten, also etwa am Wochenende. Man braucht eine Genehmigung oder schwindelt einfach bei den Abrechnungsterminen. Die armen Therapeuten. Immer »Darf ich?!« fragen müssen, da müssen die doch selbst wahnsinnig werden.
Aber nun genug des Gejammers von Therapeutenseite aus. Therapeuten sind meistens flexibel genug, die Vorgaben der Krankenkassen der Realität »anzupassen«.

Therapie am Fließband

Warum ich das alles erwähne? Ganz einfach: wegen der Konsequenzen für die Klienten und – wieder einmal – für deren Objektivierung.
Ein Therapeut verdient summa summarum nicht schlecht. Dafür muss er aber auch viele Sitzungen abhalten. Manche Therapeuten nehmen sich pro Woche zweimal einen halben Arbeitstag »frei«, um den ganzen anfallenden Bürokratiekram zu erledigen; ansonsten therapieren sie von morgens acht Uhr bis abends um sieben, unterbrochen nur von einer Mittagspause. 50 Minuten Sitzung (Warum gerade diese Zeitspanne? Keine Ahnung!), anschließend höchstens zehn Minuten Pause, in denen man sich Notizen zur gerade abgelaufenen Stunde macht, dann wieder 50 Minuten mit einem anderen Klienten, zehn Minuten Pause usw. Manche Klienten empfinden ein Mitschreiben des Therapeuten während der Stunde als respektlos, worin ich ihnen zustimme: Der Klient wird so zum Analysegegenstand, die eigentliche Kommunikation – das Zuhören und Teilnehmen des Thera-

peuten am Gespräch – wird zur Nebensache. Ich persönlich schreibe daher nur beim Erzählen der Lebensgeschichte mit, weitere Notizen mache ich mir nach der Stunde.

Die Konsequenz einer solchen Aneinanderreihung von Therapiestunden liegt wohl auf der Hand: Es werden keine Klienten mehr behandelt, sondern nur noch Fälle abgearbeitet. Erst kommt der Phobiker, danach der Depressive und dann noch der Angstneurotiker. Der Klient als Objekt. Da haben wir es wieder!

Kein Mensch kann acht Stunden hintereinander eine optimale therapeutische Behandlung liefern. Das Sich-Einstellen auf einen Klienten ist Arbeit und kostet Energie. Morgens hat ein Therapeut logischerweise mehr Energie als um 17 Uhr, wenn er sich schon stundenlang das Leid seiner Klienten angehört und versucht hat, dem entgegenzuwirken.

Hinzu kommt der Zwang durch die Uhr: Nach 50 Minuten ist eine Sitzung vorbei, egal, an welcher Stelle man gerade angekommen ist. »Die Zeit ist um; wir machen hier nächste Woche weiter. Der Nächste bitte!«

Die Praxis des Therapierens am Fließband halte ich für extrem kontraproduktiv nicht nur für den therapeutischen Fortschritt, sondern auch für die Gesundheit des Therapeuten! Studien ergeben, dass es häufig die helferischen Berufe sind, in denen die Menschen unter Burn-out leiden – und wie bitte soll ein Psychotherapeut, der kurz vor dem Burn-out steht, noch die optimale Hilfe anbieten können? Der müsste doch eigentlich erst einmal sich selbst helfen!

Natürlich leiden nicht alle Therapeuten unter Burn-out oder stehen kurz davor. Doch ihr enormes Arbeitspensum, die hohe Konzentrationsnotwendigkeit und der dreifache Druck (durch Qualitätsansprüche des Klienten, der Kassen und sich selbst) ist die Wahrscheinlichkeit recht hoch, dass sie früher oder später selbst auf die Dienste eines Therapeuten zurückgreifen müssen.

Therapie als Service am Klienten

»Freie« Therapeuten – also solche, die nicht mit den Kassen zusammenarbeiten – haben es da einfacher, weil sie ihren Klienten ein weitaus flexibleres Therapieangebot unterbreiten können. Schon bei den Terminvereinbarungen fängt es an: Viele Klienten arbeiten ja tagsüber und wollen den Kollegen gegenüber ungern erwähnen, dass sie um 14 Uhr einen Termin bei einem Psychotherapeuten haben. Dementsprechend bieten freie Therapeuten auch abends oder am Wochenende Termine an. Sie sind auch flexibler, was die Dauer einer Sitzung angeht und können diese je nach Bedarf durchaus mal auf 100 Minuten ausdehnen. Eine Sitzung sollte – das ist jedenfalls meine Meinung – dann zu Ende sein, wenn man mit einem bestimmten Thema abgeschlossen hat. Den Klienten in einem Zustand perplexer Verwirrung wegzuschicken, nur weil die »therapeutische Eieruhr« geklingelt hat, halte ich für unverantwortlich! Flexibilität heißt das Zauberwort.
Als Selbstzahler hat der Klient häufig die Möglichkeit, den Ort der Sitzung mitzubestimmen. Wer sagt denn, dass das immer die Praxis sein muss? Wie schon angeführt, macht es bei vielen Angststörungen durchaus Sinn, diese in einer realen Umgebung anzugehen. Auch Hausbesuche müssen möglich sein. Eine Behandlung in den eigenen vier Wänden hat einige Vorteile: Der Therapeut bekommt einen viel intensiveren Eindruck vom Leben seines Klienten, und die so gewonnenen Informationen über dessen Lebenswirklichkeit kann er sofort in seine Arbeit einbeziehen. Der Klient wiederum hat den »Wohlfühlfaktor« auf seiner Seite, ist daher entspannter,

selbstsicherer und kann seine therapeutischen Fortschritte augenblicklich in seiner tatsächlichen Umgebung verankern. Automatisch wird so die manchmal schwierige Hürde der Transferleistung der therapeutischen Erkenntnisse aus der Praxis in den Alltag überwunden.

Und ganz banal gefragt: Was machen Menschen, die aufgrund ihrer Ängste ihr Heim nicht verlassen wollen bzw. können? Für sie ist ein Hausbesuch die einzige Möglichkeit, therapiert zu werden.

Ein »freieres«, nicht exakt regelkonformes Vorgehen ist bei vielen Psychotherapeuten allerdings verpönt. Warum das so ist, liegt auf der Hand: Der Therapeut verliert zunehmend die Kontrolle, da er sich den Wünschen seiner Klienten unterordnen muss! In seiner Praxis hat er das Sagen, in der Wohnung des Klienten ist er im Grunde »Gast«. Der Klient hätte mehr Freiheiten und größere Wahlmöglichkeiten und wäre somit allein durch die Therapie-Umstände ebenbürtiger; das »Herr-Knecht-System«, das dem Therapeuten den Status eines » königlichen Weißkittels« und dem Klienten dem eines »hilfeflehenden Untertans« zuweist, wird brüchig.

Und das sollte es auch dringend werden! Was ist eine Psychotherapie denn anderes als eine **Dienstleistung**? Das Prinzip, das dahintersteht, ist dasselbe wie bei der Beauftragung eines Malers: Der Therapeut stellt sein Handeln in den Dienst des Klienten. Er wird *für* ihn tätig und wird dafür bezahlt, dessen Psyche zu »mustern«. Da sollte eigentlich klar sein, wer die Rahmenbedingungen diktiert! Oder würden Sie sich von Ihrem Maler vorschreiben lassen, in welcher Farbe Ihr Oberstübchen gestrichen wird?

Eine Psychotherapie für jeden Tag – Teil eins

Es gibt über 500 Arten von Psychotherapie. Keine Angst, ich werde sie jetzt nicht alle auflisten. Könnte ich auch gar nicht, denn ich kenne sie nicht alle. Wahrscheinlich tut das kein Therapeut! Aber die gängigsten und vielleicht ein paar ganz abwegige will ich Ihnen doch schildern, und zwar aus folgendem Grund: Die Krankenkassen übernehmen zwar nur die Kosten für Psychoanalyse, tiefenpsychologisch orientierte Verfahren und die Verhaltenstherapie. Gerade aber in den verhaltenstherapeutischen Praxen wird zumeist eine Mischform praktiziert, eine bunte Mischung aus Kognitiver Verhaltenstherapie und anderen Verfahren der Kognitionspsychologie, ihrem Vorgänger, dem Behaviorismus, und der Humanistischen Psychologie. Meist wird ein solches Ungetüm **Integrative Therapie** genannt.

Eine offizielle Integrative Therapie wurde in den 60er-Jahren des vergangenen Jahrhunderts von Hilarion G. Petzold und seinen Mitarbeitern entwickelt. In ihr vereinen sich Ansätze der Psychoanalyse mit Techniken aus der Gestalttherapie, dem Psychodrama und der Verhaltenstherapie. Hinzu kommen körpertherapeutische, neuropsychologische und philosophische Ansätze.

Andere, allgemeiner gehaltene Integrative Therapien entwickelt der jeweilige Therapeut für jeden Klienten individuell aus allen Therapieformen. Er versucht also, einen »maßgeschneiderten« Ansatz anzubieten, der zu den Bedürfnissen und Fertigkeiten des Klienten passt. So kann z. B. ein Klient die Verfahren aus dem Psychodrama gut umsetzen, ein anderer tut sich leichter mit Techniken aus der Rational-Emotiven Therapie.

Wie schon öfter erwähnt, sind die **Psychoanalyse** und andere **tiefenpsychologisch orientierte Verfahren** trotz der wissenschaftlichen Skepsis, die ihnen gegenüber angebracht ist, weit verbreitet. In vielen tiefenpsychologischen Praxen kommt die berüchtigte Couch zum Einsatz, auf der der Klient liegt und aus seinem Leben erzählt. Die gerade aktuellen Themen oder Probleme werden nach Mustern der Vergangenheit abgeklopft, was zu einer Einsicht beim Klienten darüber führen soll, wie er »funktioniert«. Die Veränderung allgemeiner psychischer, negativer Denk- oder Verhaltensmuster soll danach quasi von selbst, also nur aus der Einsicht in das bisherige Problembehaftet-Sein heraus geschehen, da die unbewussten Motive für diese Muster durch die Therapie ja ins Bewusstsein rücken. Die Sitzungen dauern auch hier in der Regel 50 Minuten. Ihre Anzahl übersteigt meist jene 25 Stunden einer Kurzzeittherapie und schwankt zwischen 100 und 300 Stunden. Zahlreiche Untersuchungen weisen darauf hin, dass die Klienten einer Psychoanalyse oder einer tiefenpsychologisch fundierten Psychotherapie meist ihr ganzes Leben auf die Therapie ausrichten. Sie werden regelrecht abhängig von ihrem Analytiker, da sie seine therapeutischen Methoden und Prozesse absorbieren und alle Lebensfragen dem erlernten System unterordnen. So verirren Sie sich im tiefenpsychologischen Gedankensystem, kramen nur noch in den Tiefen ihrer Vergangenheit herum und vergessen das Hier und Jetzt, bis sie selbst bei einer fröhlichen Diskussion mit Freunden über den neuen James-Bond-Film tiefenpsychologisch analysieren, warum 007 seinen Martini geschüttelt, nicht gerührt trinkt. Dass das auf seine Mitmenschen sehr irritierend wirken kann, muss ich wohl nicht erläutern.

Die Loslösung von den erlernten therapeutischen Strukturen ist oftmals ein langwieriger Kampf gegen die durch den Therapeuten »anerzogene« Gewöhnung – und somit gegen sich

selbst. Es ist daher nicht verwunderlich, dass es Studien gibt, die belegen, dass sich mancher Klient nach Abschluss der Psychoanalyse kränker fühlt als vorher.
Schwere psychische Störungen werden (Gott sei Dank) heutzutage, anders als zu Freuds Zeiten, kaum mehr mit Psychoanalyse oder Tiefenpsychologie behandelt – schon deshalb, weil beides viel zu lange dauert. Mehrheitlich sind es psychisch stabile oder leicht instabile Menschen, die die Praxis von Analytikern und Tiefenpsychologen aufsuchen. Wenn sie dabei an einen guten Therapeuten geraten, kann das auch durchaus Sinn machen. Der Therapeut reflektiert mit ihnen dann ihr Leben, ihre individuelle Einbettung in die Familienverhältnisse, die Arbeitswelt und die Gesellschaft. Dabei können sich fruchtbare philosophisch angehauchte Gespräche entwickeln, in denen auch der Therapeut dazulernt.

Zu den tiefenpsychologisch orientierten Therapieverfahren gehört auch die **Transaktionsanalyse** (TA), die vom kanadischen Psychiater Eric Berne in den 50er-Jahren des 20. Jahrhunderts begründet wurde.
Als theoretischer Hintergrund dient zwar die Freud'sche Psychoanalyse, Berne war diese jedoch *zu* theoretisch, nicht lebensnah genug. Die International Transactional Analysis Association (ITAA) definiert die Transaktionsanalyse folgendermaßen: »Die Transaktionsanalyse ist eine Therapie der menschlichen Person und zugleich eine Richtung der Psychoanalyse, die darauf abzielt, sowohl die Entwicklung wie auch die Veränderung der Persönlichkeiten zu fördern.« Sie stellt also die menschliche Kommunikation – eben die *Transaktionen* – in den Mittelpunkt ihres Handelns und versucht, diese therapeutisch zu analysieren. Dabei berücksichtigt sie sowohl verbale als auch non-verbale Signale.
Berne unterscheidet zwischen vier so genannten *Lebensan-*

schauungen oder *-einstellungen,* die zu unterschiedlichen Kommunikationsstilen führen:
1.) »Ich bin nicht o.k. – du bist o.k.«
2.) »Ich bin nicht o.k. – du bist nicht o.k.«
3.) »Ich bin o.k. – du bist nicht o.k.«
4.) »Ich bin o.k. – du bist o.k.«
Alle vier Grundzustände entstehen im Verlauf der Kindheit und ergeben sich aus den Umständen, in die ein Kind hineingeboren wird, sowie aus seiner Erziehung: Das Kind ist zunächst immer abhängig von seinen Bezugspersonen und seiner Umwelt. Vermitteln ihm diese 1.) »Ich bin nicht o.k. – du bist o.k.«, hat es in der Regel fürsorgliche Eltern, bei 2.) »Ich bin nicht o.k. – du bist nicht o.k.« hat es weniger fürsorgliche Bezugspersonen. 3.) »Ich bin o.k. – du bist nicht o.k.« kommt häufig bei missbrauchten oder seelisch verwahrlosten Kindern zum Tragen und zu 4.) »Ich bin o.k. – du bist o.k.« kommt es meistens erst im Laufe eines Lebens, wenn die Persönlichkeit ausgereift ist und die Erfahrung gemacht wurde, dass für ein zufriedenes Leben ein sinnvolles Miteinander notwendig ist.
Aus der Kindheit ergeben sich außerdem zwei jener drei *Ich-Zustände,* in denen sich eine Person befinden kann und aus denen heraus sie kommuniziert. Da ist zunächst das »Kind-Ich«, das gekennzeichnet ist durch die ersten Erfahrungen, durch Machtlosigkeit und Abhängigkeit, Unterordnung und geringes Selbstwertgefühl. Hinzu kommt das »Eltern-Ich«, bei dem die Haltung und das Verhalten der Eltern gespiegelt bzw. kopiert werden. Die Haltung des »Erwachsenen-Ich« wird frühestens während der Pubertät gelernt. Dahinter verbergen sich vernünftiges Denken, Sachlichkeit und ein bestimmter Reifegrad der Persönlichkeit.
Während der Therapie werden entweder die einzelnen Transaktionen oder thematisch zusammenhängende »Spiele« analysiert, die häufig die gleichen Muster – wiederkehrende

Kommunikationsschleifen – aufweisen, an deren Ende für den Klienten ein unbefriedigendes Ergebnis steht. Die Transaktionsanalyse löst solche Schleifen auf und bietet Alternativen an, um in Zukunft vergleichbare Situationen besser zu handhaben.

Ebenfalls vor dem Hintergrund der Freud'schen Psychoanalyse hat sich die **Bioenergetische Analyse** entwickelt, die der amerikanische Arzt und Ex-Sportlehrer Alexander Lowen entwickelte. Sie gehört zu den Körpertherapien nach Wilhelm Reich, die nicht dazu dienen, problembehaftetes Verhalten durch Einsicht zu verändern, sondern dazu, durch verschiedene körperliche Übungen Spannungen abzubauen oder Blockaden zu lösen.

Exkurs: Orgastische Potenz als Therapieziel – Wilhelm Reich und die Körpertherapien

Wilhelm Reich wurde 1897 im damals zu Österreich-Ungarn gehörenden Galizien geboren, welches heute im südlichen Polen und der westlichen Ukraine liegt. Seine Eltern waren Juden, aber nicht sehr gläubig. Der kleine Wilhelm wuchs auf einem Gut mit Privatlehrern auf, von denen einer ein Verhältnis mit Wilhelms Mutter hatte, das der Kleine im Alter von elf Jahren aufdeckte. Drei Jahre später nahm seine Mutter sich das Leben, 1914 starb sein Vater an Lungentuberkulose. Mit 17 war Reich Gutsherr, musste aber bald vor den nahenden Russen flüchten. Bis zum Ende des Ersten Weltkriegs verdingte er sich bei der k.u.k.-Armee, danach studierte er in Wien zunächst Rechtswissenschaften, wechselte aber schon bald zur Medizin. Über ein Seminar zur Sexualität kam er mit dem Kreis um Sigmund Freud in Berührung und hat dort wohl großen

Eindruck hinterlassen, denn er wurde noch als Studierender in die Wiener Psychoanalytische Vereinigung aufgenommen. Von nun an praktizierte er Psychoanalyse, ohne jemals eine Lehranalyse absolviert zu haben. Reichs Methoden beruhten auf der Annahme, dass sich die verschiedenen unbewussten und verdrängten Anteile einer Person nicht nur psychisch, sondern auch physisch äußern. Seiner Ansicht nach war bei neurotischen Menschen gleichzeitig die sexuelle Erlebnisfähigkeit eingeschränkt, weswegen er als Maß für psychische Gesundheit Freuds Libidotheorie zur **Orgasmustheorie** ausbaute und die *orgastische Potenz* als Therapieziel ausrief. Diese definierte er in seinem Buch *Die Funktion des Orgasmus* folgendermaßen: »Unter der orgastischen Potenz werden wir die Fähigkeit eines Menschen verstehen, zu einer Befriedigung zu gelangen, die der jeweiligen Libidostauung adäquat ist; ferner die Fähigkeit, weit häufiger zu dieser Befriedigung gelangen zu können, als den Störungen der Genitalität unterworfen zu sein, die auch beim relativ Gesündesten den Orgasmus gelegentlich stören. Die orgastische Potenz kommt unter gewissen Bedingungen zustande, die man nur beim genuss- und leistungsfähigen Menschen antrifft; beim neurotischen Menschen fehlen sie oder sind nur mangelhaft gegeben.«
Freilich galt Reichs Ansicht zur damaligen Zeit als verpönt und auch Sigmund Freud war nicht begeistert von dieser Art der Weiterentwicklung seiner Psychoanalyse. Dabei war dies erst der Anfang; Reich sollte noch richtig in Fahrt kommen: Bald glaubte er, durch seine Forschungen eine Art biologischer Energie entdeckt zu haben, die er *Orgon* nannte. Das Orgon war eine Kraft zwischen Lebendigem und Leblosem, die das Lebendige erst lebendig macht. Hintergrund für diese Überzeugung war die Entdeckung von mikroskopisch kleinen Energiebläschen, den *Bionen*. Diese würden als wesentliche Bestandteile jeglicher lebender Materie entstehen und sich

zu Einzellern und Bakterien weiterentwickeln. Diesen Prozess konnte Reich allerdings nicht erklären. Reich-Anhänger argumentieren häufig, dass die Orgonenergie vergleichbar sei mit der *Dunklen Materie*, die in der Physik eine Rolle spielt.

Jedenfalls wollte Reich aufgrund dieser Entdeckung die Psychologie auf physiologische bzw. biologische Füße stellen und entwickelte daher seine **Charaktertheorie**: Der gemäß ist der Körper des Menschen ein *Charakterpanzer*, in dem sich unbewusste, verdrängte Inhalte verbergen – eben der Charakter. Reich unterscheidet zwischen sechs Typen:

- dem *phallisch-narzisstischen* Charakter, der durch eine maskuline Mutter geprägt wird und sich später zu einer Abwertung von Weiblichkeit entwickelt, mitunter sogar zur Homosexualität,
- dem *passiv-femininen* Charakter, hinter dem eine strenge Mutter steht,
- dem *männlich-aggressiven* Charakter, den das Kind von einem strengen Vater übernimmt, der seinerseits Weiblichkeit ablehnt,
- dem *hysterischen* Charakter, bei dem ein liebevoller Umgang zwischen Vater und Tochter sanktioniert wird,
- dem *zwanghaften* Charakter, der auf eine anerzogene übertriebene Reinlichkeit hinweist, und schließlich
- dem *masochistischen* Charakter, der durch übermäßigen Ehrgeiz geprägt ist.

Dass all diese Charaktere versuchten, sich durch Panzerung zu schützen, sei am Körper anhand von Haltung, Muskelspannung etc. ablesbar. Bei Neurosen seien zudem die Beweglichkeit und das vegetative Gleichgewicht gestört.

Im Rahmen seiner **Orgontherapie** wirkte Reich direkt auf den Charakterpanzer ein, indem er durch Massagen, meditative Atemübungen und Ähnliches Muskelverspannungen löste. Nebenbei baute er einen sonderbaren Kasten: den *Orgon-*

akkumulator, der jene Lebensenergie sammeln und sie an den Klienten, der in ihm Platz nimmt, abgeben soll. Orgonakkumulatoren gibt es übrigens heute noch zu kaufen – Kostenpunkt: ca. 1100 Euro.

Eine Psychotherapie für jeden Tag – Teil zwei

In den 70er-Jahren des letzten Jahrhunderts erfreute sich die **Primärtherapie** oder **Urschreitherapie** des amerikanischen Psychologen Arthur Janov großer Beliebtheit, der die Hypothese vertrat, psychische Störungen seien auf Geburts- und frühkindliche Schmerzerfahrungen zurückzuführen. Bei der Therapie ginge es darum, diese ursprünglichen Schmerzen wieder bewusst zu machen, um sich danach durch Brüllen und Schreien davon zu befreien. Hieraus entstanden sogar Massensitzungen, bei denen Dutzende von Menschen nebeneinander auf dem Boden lagen und in wilden Zuckungen ihre Urschmerzen herausschrien. Wem's gefällt ...

Mit weit weniger Körpereinsatz geht es bei Carl Rogers' **Klientenzentrierter Gesprächstherapie** zu. Diese basiert auf einer unbedingten positiven Wertschätzung des Klienten durch den Therapeuten. Der Therapeut soll mit Empathie und Einfühlungsvermögen auf den Klienten eingehen und trotzdem seine eigene Kongruenz wahren, also authentisch bleiben. Schon diese Faktoren können beim Klienten zu einer Änderung seines Selbstbildes führen, wenn er an der Reaktion des Therapeuten merkt, dass er zum Beispiel zu hohe moralische Ansprüche an sich stellt und sein schlechtes Gewissen wegen einer Tat unangemessen ist. Der Therapeut fördert also die Variabilität und Flexibilität im Denken und Handeln des Klienten.

Noch stärker im Zentrum steht ein äußerst guter Rapport, also ein hoher Grad an gegenseitigem Verständnis und kommunikativer Kompatibilität, bei der in den 1980ern vom amerikanischen Psychologieprofessor Frank Farrelly konzipierten **Provokativen Therapie**. Hierbei muss es dem Therapeuten möglich sein, auch unangenehme Wahrheiten, die der Klient über sich selbst denkt, auszusprechen und dabei provokativ zu übertreiben. Berichtet der Klient etwa von einem Fehler, der ihm auf der Arbeit unterlaufen ist, und weiß der Therapeut, dass der Klient unter einem geringen Selbstwertgefühl leidet, so entgegnet er ihm etwa Folgendes: »Na, da haben Sie ja schon wieder einen Riesenmist gebaut! Sie sind ganz offensichtlich unfähig!« Diese Art der Hyperbolik soll dazu führen, dass sich der Klient seiner eigenen Denkmuster bewusst wird und diese anschließend mit dem Therapeuten überarbeitet. Natürlich funktioniert das nur, wenn der Klient spürt, dass der Therapeut ihn in Wahrheit sehr schätzt.
Die Provokative Therapie ist übrigens eines von vielen Beispielen dafür, wie schnell man eine neue Therapieform ins Leben rufen kann. Farrelly hat ein paar Grundannahmen aus anderen Therapierichtungen übernommen und lediglich ein weiteres Element, die Provokation, hinzugefügt. Nun noch eine kleine Schwerpunktverschiebung – und schon war die neue Therapie fertig.

Nicht nur in der Psychotherapie, sondern auch in der Personal- und Organisationsentwicklung sowie in Schulen wird heute oft das vom österreichisch-amerikanischen Arzt Jakob-Levy Moreno begründete **Psychodrama** angewandt. Dieses Aktionsmodell wurde ursprünglich als Gruppenprozess entwickelt, kann aber auch in der Einzeltherapie genutzt werden. Der Klient, hier als *Protagonist* bezeichnet, stellt sein Problem auf einer therapeutischen Bühne dar, während andere Grup-

penmitglieder und der Therapeut, der als *Spielleiter* fungiert, verschiedene Rollen einnehmen, die ihnen der Protagonist zuweist. Dabei kann es sich zum Beispiel um so genannte *Hilfs-Ichs* handeln, die den Protagonisten »doppeln«, indem sie sich hinter ihn stellen und versuchen, intuitiv zu erfassen, was in ihm vorgeht. Ihre Erkenntnisse sprechen sie dann aus, um dem Protagonisten unbewusste Anteile seines Verhaltens bewusst zu machen. Je nach Bedarf gibt der Spielleiter Rollenanweisungen, vertauscht Rollen oder lässt den Protagonisten »spiegeln«, was bedeutet, dass andere Gruppenmitglieder dem zuschauenden Protagonisten die Problematik vorspielen und ihm so zu einem Blick von außen verhelfen.
Gegliedert sind psychodramatische Sitzungen in drei Phasen:

- die *Erwärmung*, in der die Teilnehmer sich auf einander einstellen,
- die *Aktion*, in der das eigentliche Rollenspiel stattfindet,
- und die *Integration*, in der die Teilnehmer ein Feedback geben und sich über ihre Erfahrungen austauschen (»Sharing«).

In solchen psychodramatischen Sitzungen soll der Protagonist das Kreativitätspotenzial der ganzen Gruppe nutzen, um für sich neue Handlungsmuster zu entdecken und die alten, kontraproduktiven Gewohnheiten abzulegen. Viele Techniken und Möglichkeiten, die das Psychodrama bietet, sind im Laufe der Zeit auch in andere Therapieformen mit eingeflossen. Grundsätzlich ist es ein sehr flexibles Verfahren, das häufig von starken emotionalen Ausbrüchen begleitet wird.

Im Gegensatz zu den tiefenpsychologischen Verfahren, in deren Fokus die Vergangenheit des Klienten steht, beschäftigt sich die **Verhaltenstherapie** mit der Gegenwart und der Zukunft. Mit der Zukunft in dem Sinne, dass bestimmte Ziele formuliert werden, die der Klient erreichen möchte. Jede Verhaltenstherapie beginnt mit einer detaillierten Analyse des problematischen aktuellen Verhaltens, zu dem freilich auch Gedanken und Gefühle gehören. Dabei berücksichtigt der Therapeut auslösende Reize der Umwelt (wozu auch Menschen gehören), die Kognitionen des Klienten und seine körperlichen Reaktionen (etwa Schweißausbrüche in einer angstauslösenden Situation). Auch sucht er nach bestimmten Regelmäßigkeiten und Konsequenzen des jeweiligen Verhaltens. Lediglich eine Nebenrolle spielt die Forschung nach der Ursache für das Erlernen des Problemverhaltens.

Das anschließende Um- bzw. Verlernen eines problematischen Verhaltens und das Erlernen von neuen, sinnvolleren Mustern sind komplexe Vorgänge, die nicht zuletzt vom situations-spezifischen Umgang des Therapeuten mit seinem Klienten abhängen. Hierbei kommen sowohl kritische Anmerkungen als auch verständnisvolle Ermutigungen in Frage, solange der Klient hierdurch eine Hilfestellung zur Selbsthilfe erhält.

Zu den Möglichkeiten, die die Verhaltenstherapie bietet, gehören neben der bereits erwähnten systematischen Desensibilisierung bei Ängsten durch gezielte (dosierte) Konfrontation auch die *Flooding* genannte Reizüberflutung, das Erlernen bestimmter Entspannungstechniken – zum Beispiel *Autogenes Training* oder *Progressive Muskelentspannung* –, sowie Elemente aus der **Systemischen Therapie** wie *Paradoxe Interventionen* oder so genannte *Symptomverschreibungen*, bei denen das problematische Verhalten absichtlich herbeigeführt werden soll, wodurch beim Klienten ein Gefühl der besseren Kontrolle aus- und negative Konditionierungen aufgelöst werden. Kleine Hausaufgaben können den Prozess unterstützen: Zum Umlernen des Verhaltens eines essgestörten Menschen trägt der Therapeut dem Klienten etwa auf, beim nächsten Essvorgang jeden Bissen mindestens 50 Mal zu kauen und nach jeder dritten Gabel 0,1 l Wasser trinken. Eben-

falls möglich sind paradoxe Maßnahmen. So kann der Therapeut den Klienten auch so viele Hamburger essen lassen, bis der sich übergeben muss.
Ich möchte aber betonen, dass es sich hierbei um *Möglichkeiten* handelt! Jeder Mensch ist ein Individuum, und was dem einen hilft, ist für den anderen womöglich schädlich. Hier sind Intuition und das Geschick des Therapeuten gefragt.

Eine Modifizierung der Verhaltenstherapie ist die **Kognitive Verhaltenstherapie**. Diese konzentriert sich auf Wahrnehmungs-, Denk- und Erkenntnisprozesse.
Bei der Therapie werden negative Überzeugungen wie »Ich bin nur ein völlig wertloser Mensch« herausgearbeitet, ihre Richtigkeit überprüft bzw. widerlegt und anschließend entsprechend korrigiert. Im Mittelpunkt steht also die (Selbst-) Wahrnehmung des Klienten, die einen Teufelskreis von sich-selbst-erfüllenden Prophezeiungen zur Folge haben kann. Was das ist? Dazu ein kleines Gleichnis: Nehmen wir an, eine Zeitung berichtet von einem Gerücht, dass Benzin demnächst knapp wird. Was passiert? Die Autofahrer stürmen die Tankstellen. Ergebnis: Das Benzin wird tatsächlich knapp.
Zu Beginn einer Therapie stellen Therapeuten deswegen sehr häufig ihren Klienten die Frage, worin sie ihre Stärken sehen oder was sie ganz besonders gut können. Für viele Menschen ist eine solche Frage absolut ungewöhnlich, und sie haben zunächst keine Antwort darauf. Im Laufe der kognitiven Verhaltenstherapie wird das Selbstwertgefühl des Klienten gefördert, sodass dieser sich seiner Stärken bewusst wird und diese auch formulieren kann.
Auch hier werden Hausaufgaben aufgegeben. Eine davon ist in Heidelberg als »Gassi-geh-Tag« bekannt. Die Studenten an der dortigen psychologischen Fakultät bekommen einmal im Jahr die Aufgabe, mit einem Stoffhund auf Rädern, den sie

hinter sich her ziehen, durch die Innenstadt zu laufen. Klingt erst einmal etwas befremdlich – um nicht zu sagen »irre« –, die Erfahrung zeigt jedoch, dass das erstens kaum jemandem auffällt und zweitens, dass – wenn es jemandem auffällt – derjenige es meistens ignoriert. (Anders liegt der Fall jedoch, wenn eine Horde junger Männer und Frauen mit Stoffhunden im Schlepptau ein Rennen durch die Stadt veranstaltet. Da schauen die Leute dann doch eher hin …) Das Experiment zeigt, dass man von seiner Umwelt auch dann noch einigermaßen normal behandelt wird, wenn man sich verrückt verhält. Und diese Erkenntnis steigert das Selbstwertgefühl enorm.

Zu den Kognitiven Verhaltenstherapien gehört die **Rational-Emotive Therapie** (kurz: **RET**), die Albert Ellis Mitte der 1950er-Jahre entwickelt hat – eine Trotzreaktion auf seine mangelnden Therapieerfolge mit psychoanalytischen Methoden.
Hintergrund der RET sind verschiedene philosophische Richtungen: Stoizismus, Epikureismus, Existenzphilosophie und Konstruktivismus.
Ausgangsthese ist, dass Menschen grundsätzlich nach Anerkennung und Zuneigung streben. Mit Ablehnung oder einem Tadel können die wenigsten problemlos umgehen. Sie reagieren mit einer negativen Generalisierung wie »Wenn mich Person A nicht mag, mag mich niemand« und fühlen sich wertlos. Viele Menschen stellen auch absolute, zwanghafte Forderungen an sich oder ihre Umwelt: »Ich muss …« oder »Die anderen müssen …«, heißt es dann. Dagegen geht die RET mit Hilfe der *ABC-Methode* vor.
Durch diese sollen irrationale Überzeugungen aufgedeckt und verändert werden. A ist dabei ein äußerer oder innerer Auslöser wie z. B. der Verlust des Arbeitsplatzes. B ist die Bewertung dieses Ereignisses auf Grundlage des eigenen Glau-

benssystems. Ein irrationaler Glaube kann sein: »Ich muss perfekt sein.« Jemand, der perfekt ist, verliert allerdings in der Regel nicht seine Arbeitsstelle. Deswegen tritt als Konsequenz C ein bestimmtes Gefühl oder eine bestimmte Reaktion auf, in diesem Falle etwa eine Depression.
Die RET klopft diese Zusammenhänge auf Logik und Sinn ab. Muss man tatsächlich perfekt sein? Kann man es überhaupt? Kann der Verlust der Arbeit befreiend sein? Welchen Sinn macht es, darauf mit einer Depression zu reagieren?
Auf diese Weise werden Erlebnisse ins rechte Licht gerückt und neue Perspektiven aufgezeigt, die den Klienten dazu bringen, sich ggf. Fehler zu verzeihen, Unzulänglichkeiten zu akzeptieren und mit sich und seinem Umfeld ins Reine zu kommen.

Eine Sonderform ist das **Neurolinguistische Programmieren** (kurz **NLP**). Offiziell gehört es weder zur Verhaltenstherapie noch zur kognitiven Schwester. Wissenschaftlich betrachtet, ist es nicht einmal fundiert und folglich eigentlich nicht zu den Psychotherapien zu zählen. Entstanden ist es in den 70er- und 80er-Jahren, also zur esoterischen »Wendezeit«, weswegen viele seriöse Therapeuten es in den Bereich der Esoterik verbannen wollen. Andere werfen ihm vor, dass es dabei nur um Kommunikation und Manipulation gehe.
All das ist richtig! Tatsächlich ist das NLP lediglich ein Modell menschlicher Informationsverarbeitung, des Handelns und zwischenmenschlicher Kommunikation. Einer der Lehrsätze lautet: »Die Landkarte ist nicht die Landschaft.« Er bezieht sich auf die Realitätswahrnehmung und -empfindung eines Menschen, die nicht gleichzusetzen ist mit der objektiven Realität, sondern nur eine individuelle Repräsentation davon darstellt. Menschen verarbeiten ihre Informationen intern mit denselben Sinnessystemen, die auch nach außen gerich-

tet sind – also Sehen, Hören, Fühlen, Riechen, Schmecken. Durch das NLP-Modell lässt sich erkennen, welches internen Sinnessystems sich der Klient gerade bedient. Hierzu wird zunächst die Sprache herangezogen. Wenn jemand davon spricht, dass er keinen Ausweg mehr *sieht,* dass er von etwas nichts mehr *hören* will, dass ihm etwas *stinkt* oder dass er *die Schnauze voll hat,* erschließt sich der wahrnehmende Sinn leicht. Aber auch an kurzen, spontanen Augenbewegungen können Sinnesaktivitäten abgelesen werden. Anhand dieser Beobachtungen lässt sich nachvollziehen, wie sich ein Klient Probleme erschafft, welche Sinnessysteme er mit welchen Bildern, Geräuschen, Gefühlen etc. durchläuft, um schließlich ein depressives Gefühl zu generieren.

Das NLP stellt folglich hohe Anforderungen an die Wahrnehmungsfähigkeiten des Therapeuten. Gleichzeitig muss er auf die Augenbewegungen seines Gegenübers achten sowie feinste Veränderungen in Gestik, Mimik und Durchblutung oder das An- bzw. Entspannen eines Muskeltonus entdecken.

Bei der Interpretation dieser Körpersprache können die Forschungsergebnisse des Psychologieprofessors Paul Ekman hilfreich sein, der im Rahmen seiner jahrzehntelangen ethnologischen Studien die Universalität von mimischen Bewegungen belegt hat. Jedem katalogisierten *Mikro-Ausdruck* hat er die zugrundeliegende Gefühlsregung zugeordnet.

Nachdem der Therapeut die Art der Kooperation von Sinnen und Emotionen des Klienten entschlüsselt hat, wird diese strategisch verändert. Hierfür steht ihm ein Sammelsurium verschiedenster Techniken zur Verfügung – so etwa das *Ankern,* das der *Klassischen Konditionierung* entstammt. Dabei wird ein inneres Gefühl – eine Phobie – mit einem äußeren Reiz verknüpft, beispielsweise mit einem Druck auf den Arm oder einem Schnalzen mit der Zunge. Das phobische Gefühl kann nun jederzeit vom Therapeuten ausgelöst werden. Indem er es abruft und es sofort mit einem anderen, positiven Gefühl des Klienten verknüpft, kann er die Phobie heilen – binnen weniger Minuten!

Auf die Spitze treiben ihre NLP-Kenntnisse die beiden »Gedankenkünstler« Thorsten Havener auf deutscher und Derren Brown auf englischer Seite. Thorsten Havener tourt mit seinen Unterhaltungsshows durch ganz Deutschland und »liest« die Gedanken seiner Zuschauer, während Derren Brown auf YouTube seine auf dem NLP basierenden Hypnose-Künste präsentiert. An seiner Vorgehensweise lässt sich ersehen, dass das NLP ein hochgradig manipulatives System ist.
Im therapeutischen Bereich werden diese Manipulationen zwar angeblich ganz in den Dienst des Klienten gestellt, ich rate dennoch zur Vorsicht, denn mit dieser Methode kann man ordentlich Schaden anrichten! Vielleicht wird die Methode deswegen auch bisher hierzulande (im Gegensatz zu Österreich) nicht von den Krankenkassen finanziert.

»Das Ganze ist mehr als die Summe seiner Teile« – so lautet der Grundsatz der *Gestaltpsychologie*, aus der sich Mitte des vorherigen Jahrhunderts die **Gestalttherapie** entwickelt hat. Fritz und Laura Perls, die Begründer dieser Therapieform, wollten sich von der Psychoanalyse abgrenzen und griffen zurück auf verschiedene philosophische Strömungen des 20. Jahrhunderts, wie etwa den Holismus, die Feldtheorie, die Existenzphilosophie, die Phänomenologie und das Dialogische Prinzip Martin Bubers.
Übertragen auf den Menschen und die therapeutische Situation bedeutet die Kernthese, dass man eine Person niemals losgelöst von ihrer Umgebung, ihrer Geschichte und ihren Absichten betrachten kann; sie steht immer in einem reziproken Kontakt mit ihrer Umwelt, nimmt – bewusst oder unbe-

wusst – Einflüsse auf und beeinflusst ihrerseits. Dieser Prozess der wechselseitigen *Assimilation* zwischen Individuum und Umwelt wird *Gestaltbildung* genannt. Psychische Störungen werden demgemäß als Kontaktstörungen verstanden, die dadurch entstehen, dass beim Prozess der Assimilation einzelne Bedürfnisse in den Vordergrund rücken, die jeweils eine neue Gestalt begründen – zum Beispiel die Gestalt des Hungers. Sie tritt so lange in den Vordergrund, bis der Hunger befriedigt ist, die Gestalt somit geschlossen wird und sich wieder in den Hintergrund zurückzieht. Die menschliche Psyche befindet sich demnach immer im Fluss. Gestalten tauchen auf und verschwinden wieder. So verändern sich Vorder- und Hintergrund permanent.

Bei psychischen Störungen bleiben die Gestalten jedoch offen und verhindern ein weiteres Fließen. Ein Beispiel hierfür ist eine Person, die sich vornehmlich nach den Werten anderer richtet und es immer jedem recht machen möchte. Ihr Bedürfnis nach Anerkennung ist so stark, dass ihr Streben danach stets im Vordergrund steht, während ihr eigenes Wertesystem – Was gefällt mir? Was will ich? – in Vergessenheit gerät.

Um dieses Bewusstsein zu reaktivieren, wendet die Gestalttherapie die Methode der *Awareness* (engl. für Gewahrwerdung, Achtsamkeit, Bewusstheit) an: Durch Aufmerksamkeitsübungen und direkte Rückmeldung durch den Therapeuten soll der Klient sich Gefühlen, Erlebnissen und Verhaltensweisen gewahr werden, damit seine Selbstheilungskräfte aktiviert werden und er seine Fähigkeiten wieder spürt. Dem Dialogischen Prinzip Bubers folgend wird der Klient bei dieser Methode mit uneingeschränkter Wertschätzung und als gleichberechtigt behandelt. Die Wirksamkeit der Gestalttherapie ist in vielen Studien belegt; dennoch werden ihre Kosten in Deutschland nicht von den Kassen übernommen. Auch hier sind unsere österreichischen Nachbarn freigiebiger.

Eines von vielen Büchern, das es zum Thema **Hypnotherapie** gibt, beginnt mit einem fiktiven Streitgespräch zwischen den beiden Autoren darüber, ob es so etwas wie »Trance« überhaupt gebe. Der eine Autor behauptet, dass es Trancen überhaupt nicht gebe, der andere ist der Meinung, dass jeder Mensch zu jedem Zeitpunkt seines Lebens immer in Trance sei! Ich stimme eher der zweiten Ansicht zu, denn was ist Trance anderes als gelenkte Aufmerksamkeit. Insofern sind wir tatsächlich zu jeder Zeit in Trance und ein geübter Hypnotherapeut weiß das für seine Zwecke zu nutzen.
Einer der einflussreichsten Vertreter der Hypnotherapie war der im Jahr 1901 geborene amerikanische Psychiater Milton H. Erickson, der noch heute, über 30 Jahre nach seinem Tod, von vielen Anhängern wie ein gottgleicher Guru angehimmelt wird.
Erickson war zeit seines Lebens von Krankheiten geplagt; kurz nach Beendigung seiner High-School-Zeit litt er an einer durch Kinderlähmung verursachten Ganzkörperlähmung. Die Prognose der Ärzte war schlecht, aber Erickson wollte sich nicht damit abfinden, den Rest seines noch jungen Lebens im Bett oder im Rollstuhl zu verbringen, und begann mit Hilfe seiner Vorstellungskraft im Laufe von zwei Jahren wieder zu gehen. Dieses Imaginieren von winzig kleinen Bewegungsschritten war der Beginn seines Interesses an Hypnose, deren praktische Anwendung er während seines Studiums und seiner praktischen Tätigkeit als Arzt reformierte – weg von den üblichen standardisierten Verfahren hin zu einer individuellen Hypnotherapie.
Im Gegensatz zu Freud betrachtete Erickson das Unbewusste nicht als einen Hort diverser zerstörerischer Triebe, sondern als Ort unendlicher Kreativität, den es anzuregen gilt, um die Selbstheilungskräfte des Patienten – ja, Patient, denn er war ja Arzt – zu fördern. Dazu konzipierte er ein beson-

deres Sprachmodell – bestehend aus Metaphern, therapeutischen Geschichten, eingebetteten Suggestionen und versteckten therapeutischen Befehlen –, mit dem er das Bewusstsein ablenken und direkt mit dem Unbewussten kommunizieren konnte. So richtete er die Aufmerksamkeit des Patienten auf belanglose Dinge und aktivierte zugleich jene Hirnregionen, die die Selbstheilung verstärken.
Obwohl die Hypnotherapie natürlich den direktesten Weg zur Beeinflussung und damit Objektivierung von Klienten darstellt, kann dieses manipulative Vorgehen von großem Nutzen sein, gerade wenn versteckte Ressourcen zutage gefördert werden und der Klient zu großem Erstaunen über sich selbst geführt wird – ganz nach dem Motto: »Ich wusste ja gar nicht, wozu ich fähig bin!«

Die Frage, ob eine Person doch mehr sei als nur sein Körper und seine Psyche, beantwortete der 1905 in Wien geborene Viktor E. Frankl eindeutig mit »Ja«. Frankl war Mediziner und beschäftigte sich eingehend mit dem Thema *Suizid*. Geprägt von seinen Erlebnissen während der Nazi-Herrschaft – seine Eltern und seine Ehefrau starben im KZ, er selbst war in Theresienstadt und Dachau interniert – begründete er die **Logotherapie**: Neben Körper und Psyche billigte Frankl dem Menschen eine dritte, geistige Dimension zu, durch die der Mensch nach Sinnhaftigkeit und/oder Sinnstiftung strebt, also die Frage nach dem Sinn des individuellen persönlichen Lebens stellt. Das therapeutische Vorgehen beginnt folgerichtig zunächst mit der so genannten *Existenzanalyse*, durch die herausgefunden werden soll, inwieweit beim Klienten die Bedingungen für ein selbstbestimmtes Leben gegeben sind. »Bausteine« der menschlichen Existenz sind dabei eine positive Einstellung zur Welt, die Auseinandersetzung mit dem eigenen Dasein, das emotionale Eingebettet-Sein ins soziale

Umfeld, das Bewahren seiner Einzigartigkeit und schließlich Tätigkeiten, die dem Menschen in seiner bloßen Existenz eben den entscheidenden Sinn verleihen. Eine Störung dieser Grundmotivationen für das Fortschreiten auf dem eigenen Lebensweg kann Ursache für psychische Krankheiten bzw. Beeinträchtigungen sein.

Die Logotherapie ist also stark an der Philosophie, namentlich der Phänomenologie und der Existenzphilosophie, orientiert. Im Gespräch mit dem Therapeuten, zum Beispiel in Form des *sokratischen Dialogs,* soll der Klient Möglichkeiten finden, seinem eigenen Dasein mehr Sinn zu verleihen. Eine der spezifischen Techniken ist dabei die *paradoxe Intention,* bei der im Gegensatz zur *paradoxen Intervention* nicht das Symptom verschrieben wird, sondern der Klient sich seine ärgsten Befürchtungen (die ja oftmals hinter Zwangs- oder anderen Störungen stehen) herbeisehnen soll, um sich mit diesen »anzufreunden«. Dies führt nach Auffassung der Logotherapeuten zu einer größeren Distanz und einer Neubewertung.

Anwendung finden in diesem Modell auch diverse Techniken aus anderen Verfahren wie etwa Traum- und Imaginationsverfahren, Körperarbeit und Techniken aus der Verhaltenstherapie. Es entspricht am ehesten der These von Psychotherapie als »bezahlte Freundschaft«.

Neben all diesen Therapieformen, die sich meistens auf die Behandlung eines einzelnen Klienten konzentrieren, existieren verschiedene Arten von **Familientherapien**. Entstanden sind sie in den 70er- und 80er-Jahren des vergangenen Jahrhunderts mit dem Aufkeimen der Systemtheorie und des Konstruktivismus. Ausgangsthese aller familientherapeutischen Ansätze ist, dass wir die Welt nicht objektiv wahrnehmen, sondern sie anhand von Informationen, die wir über unsere Sinnesorgane aufnehmen, im Kopf »zusammenbasteln«, sie konstruieren.

Familientherapeuten werten die psychische Störung eines Individuums als Symptom für gestörte Strukturen im engsten und prägendsten Umfeld des Klienten – eben der Familie. Sie gehen davon aus, dass hier Probleme bestehen, es eventuell Familiengeheimnisse gibt, destruktive Denk- und Handlungsmuster über Generationen weitergegeben werden und diese Störungen durch den *Symptomträger* ausgeglichen werden. Die anderen Familienmitglieder können sich zunächst »gesund« fühlen. Wird aber in einer solchen Situation nur der Symptomträger behandelt und »gesundet« dieser, beginnt das gesamte Familienkonstrukt zu wanken, bis entweder der ehemalige Symptomträger erneut auffällig wird oder eine andere Person aus der Familie eine Störung entwickelt und dadurch als *Kompensator* fungiert. Um eine dauerhafte Heilung zu gewährleisten und eine Symptomverschiebung zu verhindern, werden alle Familienmitglieder in die Therapie integriert, sämtliche Relationen, Funktionen und Kommunikationsmuster innerhalb des Systems Familie beleuchtet und – wo nötig – auf sie eingewirkt.
Eine solche Einwirkung ist auf unterschiedliche Weise möglich. Viele Strategien basieren auf dem Vorgehen der »Mutter« aller Familientherapien, Virginia Satir. Im Rahmen ihrer Methodik, der *Familienskulptur* oder auch *Familienrekonstruktion,* positioniert der Klient alle Familienmitglieder repräsentativ für die zu ihm selbst bestehenden Beziehungen im Raum. Über diesen strukturellen Ansatz hinaus geht das *Mailänder Modell* der Psychoanalytikerin Mara Selvini Palazzoli. Durch ihre *Strategische Familientherapie* werden die Interaktionsmuster einer Familie untersucht. Der Therapeut wird dabei von Co-Therapeuten unterstützt, die das Geschehen durch eine Einwegscheibe beobachten und ggf. Anweisungen geben. Diese sollen anschließend im realen Leben umgesetzt werden, um eine optimierte Form der Kommunikation zu etablieren.

Einer breiten Öffentlichkeit ist sicher die Methode des deutschen Familientherapeuten Bert Hellinger bekannt, dessen knallhartes und direktives Vorgehen meiner Meinung nach unverantwortlich ist! Seine Art zu intervenieren ist viel zu autoritär und erzeugt nicht selten ein Gefühl der Demütigung bei den Seminarteilnehmern. Und wenn die dann – was nicht verwunderlich ist – entsetzt zusammenbrechen, lässt er sie im Stich.

Verblüffend ist es zu beobachten, dass bei solchen Zurschaustellungen von Familienskulpturen wildfremde Menschen von den Gefühlen und Emotionen der betroffenen Familienmitglieder mitgerissen werden. Hier sind wieder die Spiegelneuronen am Werk, die uns zu mitfühlenden, empathischen Wesen machen.

Es gibt auch die Möglichkeit einer Familientherapie ohne Anwesenheit der gesamten Familie. Bei dieser Therapieform werden die Familienmitglieder durch Gegenstände oder Stofftiere substituiert. Der Klient nimmt dann die verschiedenen Standpunkte selbst ein und versucht so, seine Situation aus einer neutraleren Perspektive zu deuten. Der Kreativität und der Orientierung an anderen psychologischen Strömungen sind keine Grenzen gesetzt. Leider ...

Dies zeigt sich vor allem im Bereich der Alternativen Psychotherapie – kurz: Esoterik. Neben Tarotkartenlesern, Astrologen oder Handauflegern trifft man in dieser Riege auf Schamanen, Auratherapeuten und leibhaftigen Engeln – natürlich nur, wenn man ganz fest daran glaubt ... Trend-abhängig sind die abwegigsten Pseudotherapieformen im Umlauf. So war zeitweise die **Reinkarnationstherapie** »in«, bei der die Klienten in ihre früheren Leben zurückgeführt werden. Heu-

te ist es unter anderem die **Quantenfeld-Therapie**, die für Furore sorgt. Angeblich im polynesischen Schamanismus verwurzelt, wird die hierunter zu verstehende Methode als *Quantenheilung, Matrix Energetics* oder *Matrix-Transformation* bezeichnet. Das therapeutische (?) Vorgehen ist dabei immer dasselbe. Der Therapeut versetzt sich innerhalb weniger Minuten in Trance, sodass sein Gehirn auf Alphawellen-Niveau tickt, er also so tief entspannt ist wie buddhistische Mönche. (Denen hat der Quantenheiler wohl einiges voraus, benötigen die doch jahrelange Meditation, um einen solchen Zustand zu erreichen ...) Der Quantenheiler wendet nun die *Zwei-Punkt-Methode* an, berührt also den stehenden Klienten an zwei Stellen am Körper, woraufhin dieser wie ein toter Baum umfällt und sich nach ein paar Sekunden erfrischt wieder erhebt.
Die zugrundeliegende Hypothese ist folgende: Jegliche Materie – also auch wir selbst – besteht im Kleinen aus *Quanten*. Die wiederum bestehen aus Energie und Information und schließen sich zu Quantenfeldern zusammen, die uns umgeben und in denen sich all unsere Erfahrungen, unsere Realität, unsere »Matrix des Lebens« speichern. Durch die Zwei-Punkt-Methode greift der Therapeut in das Quantenfeld ein, verändert es oder versetzt es in seinen ursprünglichen Zustand. Dadurch werden Blockaden aufgelöst und positive Veränderungen indiziert.
Ausbildungszentren zu dieser Methode schießen momentan wie Pilze aus dem Boden. Einige davon bieten kostenlose Informationsabende an, bei denen sich die Teilnehmer am Ende selbst einmal »beleben« lassen dürfen, um sich von der Wirksamkeit zu überzeugen. Ich habe das Angebot natürlich wahrgenommen und war auf einem dieser Seminare. Die Teilnehmer sind tatsächlich reihenweise umgefallen und haben berichtet, dass sie sich danach ganz anders und viel besser

fühlten – bloß bei mir hat sich nichts getan, ich bin nicht einmal umgefallen. Was meinen Sie, muss ich mir jetzt Sorgen machen …?

Der Anfang vom Ende – Die erste Stunde

Es gibt vier Möglichkeiten der Kontaktaufnahme mit einem Psychotherapeuten. Ein Teil der Klienten wird vom Hausarzt überwiesen. Denen wird zumeist die Visitenkarte eines Kollegen aus dessen Netzwerk in die Hand gedrückt. Bei diesem Kollegen kann es sich um einen ärztlichen oder einen psychotherapeutischen Psychotherapeuten handeln, manchmal auch um einen Psychiater.
Möglichkeit zwei ist der Gang zum Psychiater, der prüft, inwieweit körperliche Ursachen für das psychische Problem bestehen und einen – falls er keine physischen Auffälligkeiten feststellt – an einen Therapeuten überweist. Meiner Meinung nach ist dies ein sinnvolles Vorgehen, eben weil körperliche Ursachen ausgeschlossen werden.
Die dritte Möglichkeit besteht darin, gleich einen Psychotherapeuten aufzusuchen. Allerdings ist das gar nicht so einfach. Ruft man an, um einen Termin zu vereinbaren, ist meistens der Anrufbeantworter dran, der einem erzählt, wann genau der Therapeut seine telefonischen Sprechzeiten hat. Das ist meistens nur eine Stunde pro Tag oder gar pro Woche, und in diesem kurzen Zeitraum durchzukommen und den Therapeuten tatsächlich an die Strippe zu bekommen, ist ein Glücksfall. Einen Termin gibt's deswegen noch lange nicht – oft bestehen monatelange Wartezeiten.
Bei Möglichkeit vier erspart man sich alle Formalitäten, die eine Kostenübernahme durch die Krankenkassen mit sich bringt, und entschließt sich, selbst in die Brieftasche zu grei-

fen. Der Vorteil: Man kann Kontakt mit Therapeuten aufnehmen, die nicht oder nicht nur mit den Kassen zusammenarbeiten, und in der Regel bekommt man hier viel schneller einen Termin. Probatorische Sitzungen gibt es hier selten. Üblich sind Schnupperstunden bzw. Erstgespräche, deren Kosten geringer sind als die für normale Therapiesitzungen. (Kleiner Tipp: Da es hier große Spannen gibt, Preisfragen gleich bei der Terminvereinbarung abklären!)
Hat man sich für diese vierte Möglichkeit entschieden, ist ein genaues Nachfragen während des Erstgespräches bezüglich der Ausbildung, des Hintergrundes, der Berufsbezeichnung umso wichtiger. Therapeuten, die außerhalb des Kassensystems arbeiten, sind zwar keineswegs schon deswegen schlechter als ihre Kassenkollegen, aber nur bei ausgewiesenen Psychotherapeuten ist sichergestellt, **dass** sie zumindest eine entsprechende Ausbildung absolviert haben – wenngleich auch dies nicht garantiert, dass sie tatsächlich gute therapeutische Arbeit leisten.

Hat man einen Therapeuten gefunden und obendrein einen Termin ergattert, fängt der wirklich schwierige Part an: Man setzt sich einem wildfremden Menschen gegenüber und soll nun hemmungslos seine persönlichsten Probleme und Gedanken ausbreiten, die man vielleicht nicht einmal seinen engsten Bezugspersonen anvertraut hat.
Nun ja, ganz so schlimm ist es nicht! Normalerweise nähern sich Klient und Therapeut in der ersten Stunde erst einmal ein bisschen an. Der Klient erzählt grob, was ihn belastet und was er sich von der Therapie erhofft, der Therapeut berichtet, wie er arbeitet.
Meiner Erfahrung nach nutzen Klienten diese erste Sitzung aber viel zu wenig als »Fragestunde«. Natürlich liegt das daran, dass sie den Dschungel der Psychotherapie gerade erst

betreten haben und über die unterschiedlichen Therapieformen und Berufsbezeichnungen nur sehr wenig wissen. Glücklicherweise gibt es aber Therapeuten, die von sich aus diese Informationen auf den Tisch legen.
Ebenfalls sinnvoll ist die Thematisierung bisheriger fehlgeschlagener Lösungsversuche. So weiß der Therapeut sofort, was er gar nicht erst zu probieren braucht.
Auch grundsätzlichere Informationen, die auf den ersten Blick gar nicht wichtig für den therapeutischen Prozess zu sein scheinen, kann man erfragen – zum Beispiel ob der Therapeut verheiratet ist, Kinder hat, wie seine Lebenseinstellung ist, was er gerne mag und was nicht. Ein solches »Kennen« des Therapeuten kann den Einstieg in die Therapie erleichtern, denn zu einem Therapeuten mit einer ähnlichen Vita oder einem vergleichbaren persönlichen Erfahrungsschatz bauen die meisten Klienten schneller Vertrauen auf; sie fühlen sich besser aufgehoben. Auch die Antwort auf die Frage, inwiefern der Therapeut selbst schon unter psychischen »Verrücktheiten« gelitten hat, muss erlaubt sein. Ob der Therapeut etwa Ängste und Zwänge nur aus dem Lehrbuch kennt bzw. aus seiner therapeutischen Erfahrung heraus oder ob er sie einmal am eigenen Leib durchlebt hat, kann für die Praxis einen bedeutenden Unterschied darstellen. War er selbst betroffen, kann er den Klienten nicht nur von außen verstehen, sondern auch dessen innere, gedankliche Entwicklung nachvollziehen. Andererseits muss er umso mehr aufpassen, dass er seine eigenen Emotionen nicht auf den Klienten projiziert, obwohl der ganz anders reagiert.
Zeitlich sollte der Therapeut gerade in der ersten Stunde flexibel sein. Manchmal reichen schon 20 Minuten, um sich aufeinander einzustellen, manchmal besteht selbst nach zweieinhalb Stunden noch Klärungsbedarf. Um nicht gleich »mit der Tür ins Haus« zu stürzen, drücken viele Therapeuten ihren

Klienten Tests in die Hand, die sie zu Hause ausfüllen sollen, oder bitten sie, ihre Biografie aufzuschreiben und das nächste Mal mitzubringen.
Im Gegensatz hierzu ist bei Paar- oder psychologischer Beratung und einem Coaching ein Direkteinstieg gängig, da hier ja keine Therapie im Sinne eines heilkundlichen Verfahrens stattfindet.

Feindliche Übernahme – Die probatorischen Sitzungen

Nach der ersten Vorbesprechung hat der Klient weitere vier Stunden Zeit, seinen Therapeuten auf Herz und Nieren zu testen. Im Durchschnitt entscheidet sich spätestens in der zweiten Stunde, ob eine gemeinsame Arbeit produktiv sein wird. Daher beginnt in dieser Stunde oftmals gleich der eigentliche therapeutische Prozess.
Nun geht es also los! Aber wie?
Wie gesagt: Manche Therapeuten bevorzugen eine schriftliche Darstellung der Lebensgeschichte; mir persönlich ist es lieber, diese im persönlichen Gespräch zu hören. Erstens bekomme ich eine viel anschaulichere Vorstellung davon, wie das Leben meines Klienten bisher verlief, wenn ich Gestik und Mimik beim Erzählen beobachten kann. So kann ich sofort emotionale Unterschiede erkennen. Zweitens habe ich die Möglichkeit, direkt auf das Gesagte einzugehen und tiefer nachzufragen, wenn mir etwas unklar ist oder wichtig erscheint. Der direkte Dialog bietet sofort Ansatzpunkte, weil die Worte nicht wohlüberlegt gesetzt werden; Sätze können nicht gestrichen oder gelöscht werden. Ich bekomme live und in Farbe einen authentischen, unzensierten Bericht. Und drittens glaube ich, dieses erste intensive Gespräch, bei dem ich den Klienten »von der Wiege an« kennen lerne, erleichtert es

enorm, meine Intuition für ihn zu aktivieren und spielen zu lassen. Dies erscheint mir kaum möglich, wenn man lediglich ein Stück Papier vor sich hat!
Am Ende des Entscheidungsprozesses, ob Klient und Therapeut zusammen weiterarbeiten möchten, schreibt der Therapeut das besagte Gutachten und holt so offiziell die Krankenkasse mit ins Boot.
Damit ist es also passiert: Der Klient hat sich auf einen Therapeuten festgelegt – und somit auch auf dessen »Glaubenssystem«.
Früher – in den 1980ern – musste der Klient seine Ernsthaftigkeit und seinen »Bindungswillen« in einem Therapievertrag bezeugen. Mittlerweile bringt man ihm aber etwas mehr Vertrauen entgegen und geht davon aus, dass niemand eine Therapie nur zum Spaß macht. Ein vergleichbares Schriftstück wird nur noch selten verwendet.
Dennoch: Die Würfel sind gefallen; in Zukunft lernt der Klient, ob er gegen falsche *Konditionierungen* kämpfen muss oder ob eines seiner Ich-Anteile unter einem *Minderwertigkeitskomplex* leidet. Ob seine *Persona* gestört ist oder die Beziehung zu seinen *Objekten*. Ob er ein Geburtstrauma erlitten hat, sein *Quantenfeld* verändert, eine *offene Gestalt* geschlossen oder ein neuer Lebenssinn gefunden werden muss. Oder vielleicht fehlt ihm ein wenig *Orgon-Energie …*
Und nun, da das Problem bestimmt ist, weiß der Therapeut natürlich gleich den Weg zur Heilung. Der Klient muss sich nur führen lassen, dann wird alles gut. Lehnen Sie sich zurück und genießen Sie die Fahrt! Den Kurs bestimmt der Therapeut, er ist der Steuermann. Und der Kapitän. Und das Logbuch führt er auch. Sie haben das Rundum-Sorglos-Paket gebucht. Die Übernahme ist geglückt!

Wie verläuft nun eine Therapie?
Diese Frage kann ich leider nur sehr unkonkret beantworten, was schlicht in der Natur der Sache liegt, da eine Psychotherapie immer von vielen Unwägbarkeiten begleitet wird. Aber ich möchte Ihnen ein paar Indikatoren benennen, die in der Praxis bedeutsam sind und die Sie ggf. prüfen sollten, sofern Sie sich selbst in der Obhut eines Therapeuten befinden.
Zunächst hängt es davon ab, vor welchem therapeutischen Hintergrund der Therapeut arbeitet. Die Art der Therapie gibt die Behandlung vor. Doch auch die Persönlichkeit des jeweiligen Therapeuten fließt in sein Vorgehen ein. Geht er lieber direktiv vor oder lässt er dem Klienten die Möglichkeit, auf bestimmte Einsichten selbst zu kommen? In welcher Geschwindigkeit therapiert er? Versucht er, den Klienten seinem Tempo anzupassen, oder passt er sich dessen Tempo an? Was macht ein Therapeut, wenn der Klient auf einmal Widerstand zeigt? Geht er darauf ein oder versucht er, ihn zu brechen? Übernimmt der Therapeut die Verantwortung für diesen Widerstand oder bürdet er sie dem Klienten auf?
Jede Therapie verläuft individuell. Genauso variiert die Dauer von Klient zu Klient. Will er eine schnelle Veränderung oder eine grundlegende Aufarbeitung seiner Psyche? Wie groß ist sein Leidensdruck?
Auch der Geldfaktor kann hier ausschlaggebend sein. Ist der Klient Selbstzahler? Kann er sich eine langfristige Therapie leisten? Oder ist ihm eine lange Therapie gerade recht, weil die Kasse zahlt und er obendrein während dieser Zeit als arbeitsunfähig gilt? Wie geht der Therapeut damit um? Kassiert er weiter oder versucht er, genau da therapeutisch anzusetzen?
Wichtige Frage: Was passiert in Notfällen? Ist der Therapeut

nachts um drei telefonisch erreichbar oder hilft er nur während der vereinbarten Termine? Begleitet er seine Klienten auch im realen Leben in angstauslösenden Situationen oder verbarrikadiert er sich in den Wänden seiner Praxis?
Alle diese Fragen sind Ermessensfragen; eine generelle Abwertung des einen oder anderen Vorgehens wäre unangebracht. Eine strikte, festgefahrene Handhabung ohne Einbeziehung des Einzelfalls ist abzulehnen, denn diese dient allein der Bequemlichkeit des Therapeuten und nicht dem Genesungsprozess des Klienten.
Übrigens kommt es nicht selten vor, dass ein Klient sich nach den ersten Therapiestunden nicht besser fühlt, sondern sogar schlechter! Aber keine Panik, hierfür gibt es eine simple Erklärung: Vor Antritt der Therapie halten die meisten Klienten sich immer noch (gerade so) unter Kontrolle, wenngleich sie dafür womöglich jede Menge Energie aufbringen müssen. Die Angst vor dem Zusammenbruch, dem Super-GAU, hält sie aufrecht.
Ändert sich dies mit dem Eingreifen des Therapeuten, ist das im Grunde ein gutes Zeichen, weil es zeigt, dass der Klient sich bei dem Therapeuten gut aufgehoben, getragen fühlt. Er kann die Zügel also lockern, weil der Therapeut auf den Klienten aufpasst.
Sie kennen vielleicht das Phänomen, dass man selten krank wird, wenn man unter Stress steht. Zum Beispiel, weil eine wichtige Prüfung ansteht, für die man höllisch viel lernen muss. Oder ein wichtiges Projekt auf der Arbeit, für das die Deadline-Uhr tickt. Nachdem die Prüfung erfolgreich bestanden oder das Projekt abgeschlossen ist, gönnt man sich ein paar Tage Entspannung und – wird prompt krank. Während man unter Druck stand, hat das Immunsystem unter Volldampf gearbeitet, kaum findet man Ruhe, begibt es sich mit uns in den Schlafmodus, und schon ist die Erkältung da! Und

genauso verhält es sich mit dem Prinzip der Erstverschlimmerung in der Psychotherapie.

Hat man auch diese potenzielle Hürde hinter sich gelassen und in seinem Therapeuten eine tatkräftige Stütze gefunden, gibt es nur noch ein kleines Problem: Während des Verlaufes einer Therapie ist es nahezu unvermeidlich, dass der Therapeut zu einem Modell für den Klienten wird. Ein Modell, an dem er lernt und an dem er sich orientiert. Bis zu einem gewissen Grad ist das nicht nur akzeptabel, sondern vielmehr notwendige Voraussetzung für einen erfolgreichen Therapieverlauf, da der Klient nur auf diese Weise den psychologischen Ansatz des Therapeuten verinnerlichen und die methodische Umsetzung erlernen kann. Der Klient übernimmt also allmählich und schleichend die Grundannahmen, die Überzeugungen und das Glaubenssystem seines Therapeuten – unweigerlich. Die Gefahr, die sich hierin verbirgt, ist, dass ein Klient, der in eine depressive Krise geraten ist, weil er seine Arbeit verloren hat, nach zwei Jahren in Therapie auf einmal felsenfest davon überzeugt ist, als Kind von seinem Vater missbraucht worden zu sein. Ja, so etwas gibt es wirklich! Es kommt nur auf die Überzeugungen und Überzeugungskünste des Therapeuten an … Also: Achtung, Psychotherapie!

Erfolgreiche Hirnwäsche – Das Ende einer Therapie

Am Ende einer erfolgreichen Therapie schütteln sich Therapeut und Klient die Hände und alles ist wieder gut. Der Klient hat seine Störung überwunden und ist des Lebens froh. Friede, Freude, Eierkuchen.
Wirklich?
Bleiben wir zunächst bei dem letzten Beispiel, dem Klienten,

der nach zwei Jahren Therapie plötzlich davon überzeugt ist, als Kind missbraucht worden zu sein. Abgesehen davon, dass er vielleicht seine depressive Krise, wegen der er die Therapie begonnen hatte, überwunden hat – geht es ihm wirklich gut? Kann es jemandem, der erfahren hat, dass er missbraucht wurde, überhaupt gut gehen? Was, wenn der Täter der eigene Vater war? Das hat doch Konsequenzen! Nicht nur für den Betreffenden, sondern für die ganze Familie. Also nichts ist's mit »eitel Sonnenschein«!

Was ist mit dem Klienten, der auf seinen Therapeuten gehört und seine bisher als intakt empfundene Ehe aufgegeben hat? Solche direkten Eingriffe in das Leben von Klienten durch den Therapeuten finden weit häufiger statt, als man glauben möchte. Der Therapeut hat Macht. Macht – durch das Vertrauensverhältnis zwischen ihm und dem Klienten. Und böse Therapeuten – die gibt es im gleichen Maße, wie es böse Menschen gibt – nutzen dieses Vertrauen aus. Welche Konsequenzen daraus entstehen können, können Sie sich wahrscheinlich selbst ausmalen. Nur so viel: Sexuelle Übergriffe von männlichen Therapeuten auf ihre weibliche Klientinnen hat es gegeben – und wird es weiterhin geben. Und da diese immer innerhalb des sterilen, blickdichten, zeugenfreien Praxiszimmers vonstattengehen, steht bei einer strafrechtlichen Ahndung meistens am Ende Aussage gegen Aussage. Das Verfahren wird eingestellt, die Akte geschlossen.
In solchen Fällen ist es ab und an vorgekommen, dass gestandene Rechtsgelehrte die Meinung vertraten, es sei für Frauen besser, eine Vergewaltigung, die ohne Zeugen stattfand und für die es sonst keine rechtlich relevanten Beweise, sondern nur Indizien gibt, gar nicht erst zur Anzeige zu bringen. Was also werden die meisten Opfer eines entsprechenden Vergehens tun? Richtig: Nichts! Im schlechtesten Fall suchen sie am Ende

noch die Schuld bei sich selbst – nach dem Motto: »Na ja, ich hätte ja auch ›Nein‹ sagen können, aber ich hab mitgemacht.« Bei gemischtgeschlechtlichen Therapien kommt auch der umgekehrte Fall immer wieder vor. Da verliebt sich der Klient in seine attraktive und selbstbewusste Therapeutin, oder die Klientin in ihren Therapeuten, weil der ja immer für sie da ist und ihr so gut zuhört. Beides ist durchaus verständlich, und wenn die Therapeutenseite sich erstens darauf nicht einlässt und zweitens diese Gefühle thematisiert, kann das für die Therapie sogar folgenlos bleiben. Aber dennoch: Diese emotionalen Irrungen und Wirrungen sind nur durch den Beginn der Therapie eingetreten. Wie schrecklich sich unglückliches Verliebt-Sein anfühlt, wissen ja die meisten von uns. Also auch hier wieder nichts mit »Ende gut, alles gut«.

Ebenfalls sehr unschöne Nebeneffekte können Therapien mit sich bringen, die nicht in der Vier-Augen-Konstellation Therapeut – Klient abgehalten werden. Nehmen wir einmal die Risiken stationärer Aufenthalte in psychiatrischen oder psychosomatischen Kliniken unter die Lupe.

Hier verleben die Klienten ihren Alltag mit anderen Klienten, sie treten also miteinander in Kontakt. Das ist zwar einerseits gut, weil sie merken, dass sie mit ihrem Leid nicht allein sind – und geteiltes Leid ist halbes Leid, wie es so schön heißt –, andererseits kommt es vor, dass sie sich die Ticks, Störungen oder Ängste von den anderen Klienten aneignen. Dies ist eine Sonderform der Symptomverschiebung: Die Probleme, die sich vorher etwa durch eine Depression ausdrückten, bewältigt der Klient nun durch zwanghaftes Verhalten. Der »Kumpel« des Klienten übernimmt in einem solchen Szenario die Modellfunktion, die eigentlich der Therapeut erfüllen sollte. Neben der Gesamtsituation – wer oder was ist schuld daran? Genau: die Spiegelneuronen.

Sie sehen: Es kann viel schiefgehen in einer Therapie … Aber gut, gehen wir einmal davon aus, dass der Klient tatsächlich glücklich, gesund und gestärkt die Behandlung abschließt. Er kehrt in seinen Alltag zurück, führt ein zufriedenes Leben und bewegt sich wieder gekonnt im gesellschaftlichen Leben. Was aber, wenn das eigentliche Problem dieses Klienten – egal, ob er an einer Depression litt, an Burn-out, unter Ängsten oder Zwängen – nicht privater, sondern gesellschaftlicher Natur ist? Therapieerfolg, optimal entwickelter Klient – gut und schön. An den gesellschaftlichen Gegebenheiten wird sich aber im Regelfall nichts verändert haben.
Ich muss Sie einmal mehr enttäuschen, liebe Leser! Denn in den meisten Fällen wird der Klient unter solchen Umständen rückfällig oder entwickelt eine andere Störung.
Ähnliches gilt natürlich für jede andere Art der psychologischen Beratung – und in ganz besonderem Maße für das Coaching, weil das ja vorwiegend im wirtschaftlichen bzw. arbeitsmäßigen Umfeld zum Einsatz kommt. Jeder Berater, jeder Coach, jeder Therapeut, der mit Individuen arbeitet und dabei nur diese in seinem Blickfeld hat, die gesellschaftlichen Zusammenhänge, die deren Probleme bedingt haben, völlig außer Acht lässt, betreibt letztendlich nur Symptomarbeit! Wenn eine Psychotherapie sich schon als erfolgreich bezeichnet, sobald die Klienten wieder funktionieren, so reicht das meiner Ansicht nach nicht! Der Erfolgsquotient muss an der Dauerhaftigkeit der Heilung bemessen werden. Als Konsequenz muss der Klient (der Therapeut selbstverständlich auch) mit Beginn der Therapie an den gesellschaftlichen Faktoren, die zu seiner individuellen Störung geführt haben, arbeiten und sie verändern. Dies bedeutet allerdings, dass die Verantwortlichkeit der Psychotherapie von der individuellen auf eine gesellschaftliche Ebene gehoben werden muss und nicht mehr nur am Klienten »herumgedoktert« werden darf.

Eine große Aufgabe für den Therapeuten, ich weiß. Aber für die Effektivität der Psychotherapie enorm wichtig!

Sind wir nicht alle ein bisschen Psychotherapeut?

Noch einmal kurz und knapp: Was ist es, das einen guten Therapeuten von einem schlechten unterscheidet?
Ein guter Therapeut sollte natürlich über ein breites psychologisches Fachwissen verfügen. Darüber hinaus ist eine freundschaftliche Nähe zwischen Klient und Therapeut vonnöten.
Daraus lässt sich ableiten, dass im Grunde jeder Mensch in seinem Alltag ein bisschen dazu beitragen kann, das Wohlbefinden seiner Mitmenschen zu fördern. Manchmal braucht es dazu nämlich gar keiner besonderen psychologischen Fähigkeiten; ein aufmunterndes Wort kann schon reichen. Oder ein offenes Ohr für Sorgen und Nöte. Wir Menschen funktionieren alle sehr ähnlich – wir freuen uns über Lob und fühlen uns mies, wenn wir kritisiert werden.
Worauf ich damit hinauswill, ist ein Verbessern der allgemeinen gesellschaftlichen Atmosphäre. Ob in der Arbeitswelt, im Bekanntenkreis, in der Familie oder an der Kasse im Supermarkt – eine freundliche, respektvolle Kommunikation, ein Lächeln, ein »Danke« können Wunder wirken. Es ist eines der unspektakulärsten Grundprinzipien der Psychologie, aber es ist unbestreitbar: Am Anfang von Veränderungen stehen immer Kleinigkeiten ...

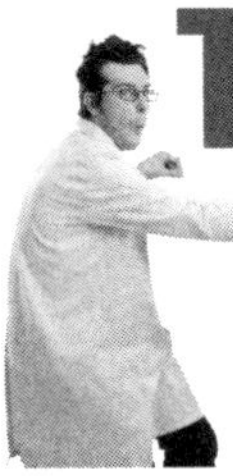

Teil 3

Vorbeugen ist besser als Bohren – Wege zu einer stabilen psychischen Gesundheit

Erwarten Sie jetzt von mir bitte keine Alltagstipps à la Meditation oder Entspannung durch wundersame Kräutertees – nein, solche Tipps sind allesamt reine Küchenpsychologie! Was ich in diesem letzten Teil bezwecke, ist viel radikaler: Ich will Ihre Einstellung zum Leben etwas durcheinanderwirbeln!

Kleine Worte zum »Sinn des Lebens«

Leider haben wir fast alle irgendwann gelernt, dass unser Leben einen Sinn haben soll, dass wir es ausfüllen müssen mit nützlichen Tätigkeiten, dass wir anderen helfen sollen, dass wir »gut« sein sollen (was immer das auch sein mag), dass wir uns eine Arbeit suchen sollen, die Spaß macht. Aber fragen Sie doch einmal die zwei Drittel aller Deutschen, die im Supermarkt hinter der Kasse sitzen, die im tristen Büroalltag Daten in Computer kloppen oder in den Tiefen des Kohlebaus ihre Spitzhacken schwingen, ob ihnen ihre Arbeit Spaß macht! Und fragen Sie weiter, ob sie zufrieden sind, wenn sie das Verhältnis zwischen ihrer Tätigkeit und ihrer Entlohnung betrachten!
Zweifellos gibt es in jeder Branche Menschen, die gerne jeden Morgen aufstehen und zur Arbeit gondeln, weil ihnen ihre Arbeit Freude macht. Die Übrigen nutzen diesen Teil ihres Lebens lediglich, um Geld zu verdienen. Was ist sinnvoller? Da können Sie knobeln!
Tatsächlich gibt es ihn nämlich gar nicht – den Sinn des Lebens. Zumindest nicht im objektiven Sinn.
Wie der griechische Philosoph Protagoras vor über 2000 Jahren festgestellt hat, ist der Mensch das Maß aller Dinge. Folglich liegt es in dessen Hand, seinem Leben einen Sinn zu VERLEIHEN, sei es, möglichst reich zu werden und große Unternehmen zu leiten oder als Einsiedler mitten im Nirgendwo seine eigene kleine Parallelgesellschaft zu gründen.

Die Frage nach dem Sinn des Lebens kann jeder Mensch nur für sich selbst beantworten. Was für den einen Sinn macht, kann für den anderen absolut unsinnig erscheinen.
Ich sage: Horchen Sie in sich hinein und überlegen Sie: Was will ich mit meinem Leben anfangen? Und gehen Sie's an – Sie haben nämlich nur eins!
Nehmen Sie sich ein Beispiel an dem amerikanischen Jazz-Pianisten Keith Jarrett, der über seine berühmten Improvisationskonzerte sagt, er habe dabei gar nicht das Gefühl, Klavier zu spielen – die Musik fließe einfach durch ihn hindurch, er würde ihr nur Ausdruck verleihen. In der Psychologie bezeichnet man das als *Flow-Erlebnis*.
Also los: Gehen Sie auf die Suche. Nach einer neuen Tätigkeit. Einem Hobby. Legen Sie sich ein Haustier zu. Fangen Sie an zu joggen. Es kommt nicht auf die Größe der Veränderung an, sondern allein auf die Wirkung, die sie für Sie hat, darauf, was sie in Ihnen auslöst.
Bedenken Sie aber: Was auf den ersten Blick wie der Himmel auf Erden wirkt, kann auf Dauer zur persönlichen Hölle werden. Immer nur faul in der Sonne herumzuliegen, wird früher oder später genauso langweilig, wie Tag aus, Tag ein 12 Stunden lang am Fließband zu stehen. Ständige Partys können Sie genauso ermüden, wie die gefälligen Abende einer Couch-Potato. Also: Die Mischung macht's!

Schenken und schenken lassen

Erinnern wir uns kurz an den französischen Philosophen Jean-Paul Sartre und sein Duell der Blicke, das beweist, dass es den Anderen tatsächlich gibt. Durch die Blicke objektivieren sich die Menschen gegenseitig, was zu einem Unwohlsein beim Gegenüber führt. Doch dagegen lässt sich arbeiten!

Und zwar, indem wir dem Anderen eine Freude machen, ihm zum Beispiel etwas schenken. Psychologisch betrachtet funktioniert das so: Wir stellen den Anderen in den Mittelpunkt unseres Anschauungsraumes. Wir agieren FÜR ihn und suggerieren ihm dadurch, dass wir ihn nicht seiner Subjektivität berauben wollen, sondern sie zu achten. Wir machen uns also zum Objekt der Subjektivität des Anderen.

Letztendlich ist das zwar nur ein Trick, denn unsere Subjektivität abzulegen, ist unmöglich – das wäre gleichbedeutend mit der Fähigkeit, unser Ich zu verlassen –, aber wir tun so, als ob, und drücken damit unsere Wertschätzung gegenüber dem Anderen aus.

Bei den meisten Menschen funktioniert dieser Trick, was sich z. B. daran zeigt, dass sie es genießen, an ihrem Geburtstag im Mittelpunkt ihrer Lieben zu stehen. Anderen hingegen ist es gar nicht recht, wenn sie zu viel Aufmerksamkeit bekommen. Bei denen überwiegt dann das Gefühl, letztendlich doch das Objekt der Gäste zu sein. Trotzdem: Ein kleines Geschenk macht Freude. Und es hellt die Stimmung auf. Auch Ihre eigene!

Alles Schwächlinge

Die Ursache der meisten Psychotherapien ist mangelndes Selbstwertgefühl. Doch woher kommt es, dass sich die meisten unter uns minderwertig fühlen? Ist das ein gesellschaftliches Problem? Ja!

Gehen wir zunächst in unsere Kindheit zurück. Jeder von uns hat wohl schon einmal den verärgerten Ausruf der Mutter gehört: »Wenn du jetzt nicht kommst, geht die Mama ohne dich!«

Wir alle wollen geliebt, anerkannt und geschätzt werden, und um das zu erreichen, gehen wir Kompromisse ein. Natürlich sind die Kaninchen im Schaufenster der Tierhandlung niedlich, und wir könnten sie noch stundenlang betrachten. Andererseits wäre es aber viel schlimmer für uns, unsere Eltern zu verlieren. Also laufen wir los und greifen nach der Hand der Mutter.

Was lernen Kinder dadurch? Dass sie nun mal Kinder sind und keine Erwachsenen. Dass sie bestimmte Dinge nicht tun dürfen, sondern gehorchen müssen. Einfach *weil* sie Kinder sind. Das ganze Konstrukt von Erziehung und Sozialisation führt gewissermaßen dazu, dass Kinder sich klein fühlen (was sie ja körperlich ohnehin sind) und glauben, dass sie weniger wert seien als die Erwachsenen. Ist doch logisch, dass darunter Ihr Selbstwertgefühl leidet! Daraus resultiert eine Art »Eigenpessimismus«: Die Menschen konzentrieren sich auf ihre Schwächen, nicht auf die Stärken. Und um nicht negativ aufzufallen, versuchen sie, diese Schwachpunkte zu verbergen.

Wozu das wiederum führt? Man beginnt zu glauben, sein Gegenüber sei viel perfekter als man selbst – ja, der andere sei ein »besserer Mensch«. Stimmt aber nicht. Jeder von uns ist zwar einzigartig, dennoch haben wir einen großen gemeinsamen Nenner: die Unvollkommenheit. Also schämen Sie sich nicht für Dinge, die Sie nicht können. Gehen Sie offen damit um. Sie werden feststellen, dass Sie nicht der Einzige sind, der nicht gut rückwärts einparken kann. Oder Kopfrechnen. Oder Stricken.

Die Logik der Schwäche – Reframing

Eine andere Art, sich wegen seiner Schwächen zu beruhigen, ist das logische Denken: Ist meine vermeintliche Schwäche überhaupt eine oder kommt das nicht immer auf den Kontext an? Und wenn sie wirklich eine ist – wie schlimm ist sie?

Ich persönlich bin beispielsweise nicht besonders stressresistent. Das gleichzeitige Klingeln meines Haustelefons und meines Handys lässt meinen Blutdruck augenblicklich emporschnellen. Multitasking? Kann ich gar nicht!
Ja und? Wäre ich hauptberuflich ein Feuerwehrmann, der einen Einsatz kontrollieren und gleichzeitig blitzschnell Entscheidungen treffen müsste, die über Leben und Tod bestimmen könnten, stünde mir meine mangelnde Stressresistenz sicher im Wege. Bin ich aber nicht. Also akzeptiere ich meine (vermeintliche) Schwäche und schaue, welchen Nutzen ich daraus für mich gezogen habe (bzw. ziehen kann). Tatsächlich achte ich nämlich ständig doppelt und dreifach darauf, Stress erst gar nicht aufkommen zu lassen und bin daher meistens entspannt! Burn-out? Wird mir nicht passieren.

Durch dieses *Reframing* werden die meisten Schwächen ausgemerzt. Und bleibt doch einmal eine bestehen, bewahren Sie Ruhe! Überlegen Sie ganz rational: Ist es wirklich so schlimm, wenn ich kein perfekter Mensch bin? Ist es wirklich so schlimm, dass ich nicht kochen kann? Dass ich manchmal über andere Personen lästere? Nein, es ist nicht wirklich schlimm!

Psychischer Hausputz

Unabdingbar für eine ausgeglichene Seele ist das, was ich gerne als »psychischen Hausputz« bezeichne. Die meisten von uns legen Wert darauf, ab und an ihre Wohnung zu putzen, den Abfalleimer zu leeren, Staubzusaugen, die Fenster zu reinigen … Bis unser Heim wieder blitzeblank und ordentlich ist. Aber wie steht es mit unserem »Oberstübchen«? Hier häufen wir oftmals Müll an – sogar ohne es zu merken.

Erinnern Sie sich? Am Anfang des Buches habe ich beschrieben, dass viele Menschen ihren psychischen Müll unter den Teppich kehren, bis der Haufen so groß ist, dass sie unweigerlich darüber stolpern müssen, also eine psychische Störung entwickeln. Wut, Demütigungen, Ablehnungen, das Wissen, ein wichtiges Ereignis verpasst zu haben, unerfüllte Sehnsüchte etc. Die unterschiedlichsten negativen Gefühle siedeln sich an, stauben vor sich hin und drücken mit ihrem Gewicht auf unser Gemüt. Dabei ist es so einfach, etwas dagegen zu tun. Viele Menschen haben das in ihrer Jugend auch getan, irgendwann aber damit aufgehört: Sie haben Tagebuch geführt und so automatisch ihr Leben reflektiert.

Das heißt nicht, dass ich jedem dazu rate, ein Büchlein mit kleinen bunten Herzchen auf dem Buchdeckel und goldenem Schloss an der Seite zu kaufen, aber einmal im Jahr sollten wir doch innehalten und ein bisschen über uns und unser Leben nachdenken. Wo stehe ich heute? Welche Ziele hatte ich? Habe ich sie erreicht oder bin ich auf Abwege geraten – und wie kam das? Wie hat sich mein Leben dadurch entwickelt? Ist es vielleicht besser geworden?

Sich mit diesen Fragen zu beschäftigen, bringt uns weiter. Sie führen uns nämlich zur Selbsterkenntnis. Man merkt, wie man im Leben funktioniert und räumt damit mögliche falsche Vorstellungen von sich aus dem Weg. Und es ist nicht zwingend notwendig, diese Aufräumaktion allein durchzuführen. Ein Gespräch mit einem guten Freund oder jemandem, der einen schon sehr lange durchs Leben begleitet und sehr gut kennt, ist fast noch nützlicher, da man hierbei sogleich erfährt, wie die innere Gefühlslage sich nach außen auswirkt.

Während des psychischen Saubermachens können wir vergangene Situationen noch einmal Revue passieren lassen, sie möglicherweise neu bewerten und dabei erlittene Kränkungen verarbeiten, Gefühlen der Wut und des Ärgers noch einmal (oder endlich) Luft machen und zu einer neuen Ausgeglichenheit gelangen. Im Grunde machen wir also eine Mini-Therapie und sparen uns so ggf. den Gang zum Therapeuten.

In diesem Zusammenhang möchte ich gerne auf ein Persönlichkeitsmodell des Hamburger Psychologieprofessors Friedemann Schulz von Thun hinweisen, mit dessen Hilfe Konflikte zwischen den verschiedenen Persönlichkeitsanteilen gelöst oder Entscheidungsfindungen besser gemanagt werden können. Wir alle kennen das berühmte Goethe-Zitat: »Zwei Seelen, wohnen, ach! in meiner Brust«, das die emotionale Zerrissenheit des Faust ausdrückt. Schulz von Thun nennt solche widersprüchlichen Emotionen *Mitglieder des Inneren Teams,* denen in einer *Inneren Konferenz* auf den Grund gegangen wird. Dazu werden die Teammitglieder identifiziert, ihre Motive und Ziele verdeutlicht und gegeneinander abgewogen.
Beispielhaft skizziert Schulz von Thun das Modell am Fall einer Studentin, die von einem Kommilitonen gebeten wird, ihm ihre selbst erarbeiteten Seminarunterlagen zur Verfügung zu stellen, und die mit sich selbst in Widerspruch gerät, weil sie den Studenten zwar mag und ihm helfen möchte, sich aber zugleich ausgenutzt fühlt.
Vergleichbar mit dem NLP-Modell ermöglicht eine solche Konferenz eine Loslösung von jeglicher Fremdbestimmung und somit die Findung einer reinen Willensentscheidung.

Schlimme Phantasien

Haben Sie auch manchmal »Mordgelüste«?
Das Phänomen, dass die meisten Menschen ihre eigenen schlimmen Wünsche vor sich selbst zu verbergen versuchen, habe ich zu Beginn des Buches schon einmal angemerkt.

Doch warum ist das so? Die Gedanken sind schließlich trotz George Orwells düsterer Prognosen 27 Jahre nach *1984* immer noch frei, und wünschen kann sich jeder das Grausamste. Worauf es ankommt, ist, ob man seine Mordgelüste in die Tat umsetzt! Erst dann begehen Sie ein Verbrechen.
Im Gegenteil sind solche Gedanken sogar heilsam. Ich stelle fest, was mich wütend macht, und ich kann sinnvolle Wege suchen, um mit dieser Wut konstruktiv umzugehen.
Kennen Sie die ZDF-Sendung *Neues aus der Anstalt*? Monat für Monat wird hier aufs Heftigste gewettert; kein Politiker ist sicher vor den Tiraden der Kabarettisten. Aber rennt einer von ihnen als Attentäter ins Kanzleramt? Nein!
Wut kann man kreativ nutzen! Zugegeben: Nicht jeder von uns ist dazu geboren, seinen Ärger in geniales Kabarett umzuwandeln, aber suchen Sie nach Ihrem optimalen Ventil. Sie werden sehen, dass Wut erstaunliche Kräfte freisetzen kann, mit denen Sie Positives bewirken.

Erfolg mit dem Bodymaßband gemessen

Machen Sie manchmal Fehler? Haben Sie hin und wieder schlechte Tage, an denen nichts funktioniert, wie Sie es geplant hatten? Und wenn ja: Was tun Sie dann? Geben Sie sich selbst die Schuld oder den gemeinen Umständen, die Sie beim besten Willen nicht beeinflussen konnten?

»Egal«, sagen Sie, »das macht doch keinen Unterschied!« Oh doch! Sage ich.
Denken wir an einen Tennisspieler, der gerade ein Match sang- und klanglos verloren hat. Er hat nun mehrere Möglichkeiten, mit dieser Niederlage umzugehen und sie zu bewerten. So kann er etwa sagen: »Mist! Ich war heute gar nicht

gut in Form, bin viel zu wenig gelaufen und mein Aufschlag war absolut mies.« Eine solche Einstellung nennt man *interne Kontrollüberzeugung*, weil unser guter Spieler in diesem Fall davon überzeugt ist, dass er sich diese Niederlage selbst zuzuschreiben hat, dass ER dafür verantwortlich ist.

Er könnte auch gegensätzlich darauf reagieren – also mit *externer Kontrollüberzeugung*: »Mist! Dieser neue Schläger taugt überhaupt nichts; außerdem hat der Platz seine Tücken, und die Hitze hat mich auch eingeschränkt.« Mit dieser Reaktion schreibt er die »Schuld« für sein verlorenes Spiel äußeren Umständen zu.

Wer, glauben Sie, fühlt sich nach der Niederlage besser? Derjenige mit externer oder der mit interner Kontrollüberzeugung? Richtig, der mit der externen Kontrollüberzeugung. Er gibt sich keine Schuld an der Niederlage, zweifelt folglich nicht an sich und seinem Können und kann die Niederlage daher besser verdauen. Im Gegensatz zum Spieler mit der internen Kontrollüberzeugung, der glaubt, dass er einfach nicht gut genug war und wohl doch kein so guter Tennisspieler ist, wie er bisher angenommen hat. Und das fühlt sich ohne Frage nicht sonderlich gut an!

Außerdem belegen zahlreiche Studien, dass die Verlagerung der »Schuld« auf unbeeinflussbare Faktoren auf lange Sicht ebenfalls erfolgversprechender ist, sofern man im Falle eines Sieges zu einer internen Kontrollüberzeugung gelangt, den Erfolg also seinen eigenen Fähigkeiten zuschreibt. Auf diese Weise nimmt das eigene Selbstbewusstsein keinen Schaden, wird aber im Positiven durch Stolz und Freude belohnt und somit für den nächsten »Ernstfall« gestärkt.

Also: Nicht immer hadern, Schwachpunkte in sich selbst suchen etc., sondern aufs Wetter schimpfen! Oder auf den blöden Ball, der einen ganz ungewöhnlichen Drall hatte. Oder auf den fiesen Schiedsrichter, der nie gesehen hat, dass der

Ball des Gegenspielers ständig im Aus war. Hilft übrigens nebenbei auch gegen den oft mit einer Niederlage einhergehenden Ärger!

In diesen Zusammenhang möchte ich kurz auf ein Phänomen eingehen, dass wohl uns allen geläufig ist: die unterschiedliche Bewertung des eigenen Aussehens von Männern und Frauen. Frauen haben grundsätzlich – Ausnahmen bestätigen die Regel – etwas an ihrem Aussehen auszusetzen, Männer hingegen sind meistens zufrieden mit sich. Wie machen die das? Ganz einfach: Wenn Männer vor einem Spiegel stehen und sich mit dem Schönheitsideal eines attraktiven, durchtrainierten Bodys vergleichen, achten sie auf Ähnlichkeiten, während die Unterschiede geistig quasi wegretuschiert werden. Männer sehen etwa, dass ihr Hinterteil noch ganz gut in Schuss ist, und freuen sich darüber. Als Ausgleich ziehen sie den Bierbauch ein bisschen ein und scheren sich nicht weiter drum. Frauen hingegen suchen nach den Unterschieden zwischen ihrem und dem perfekten Körper, scannen jedes noch so kleine Fettpölsterchen und machen sich so nur unglücklich.
Liebe Frauen: Nehmt euch doch einmal ein Beispiel an den Männern – auch von uns kann man hin und wieder etwas lernen.

Auf die Schulter klopfen

Eigenlob stinkt. Vielleicht. Aber es fühlt sich gut an! Versuchen Sie es mal!
Was? Sie glauben, Sie hätten es nicht verdient? Da sind Sie nicht allein. Tatsächlich meinen die meisten Menschen, sie hätten ein Lob, auch eines von sich selbst, nur verdient, wenn sie etwas Großes vollbracht haben. Aber warum? Es sind doch

die kleinen Schritte, die man zum Zurücklegen eines großen Weges geht! Jede Leistung, egal ob es sich dabei um einen erfolgreichen Geschäftsabschluss in Ihrem Beruf handelt oder nur um den täglichen Lebensmitteleinkauf, ist des (Eigen-) Lobes wert. Selbst wenn ich nur die leeren Glasflaschen zum Container gebracht habe, habe ich etwas geschafft – und darf mich gut fühlen!

Leider erlauben sich dies nur die Wenigsten! Andererseits fühlt sich nahezu jeder Mensch reflexartig schlecht, wenn er Mist gebaut hat – egal ob im Berufs- oder Privatleben, ob Lappalie oder Riesenklops. Dabei werden wir doch alle sprichwörtlich groß, indem wir aus unseren Fehlern lernen. Üben wir also einmal Nachsicht und erheben kleine Fehler – weder unsere eigenen noch die der anderen – nicht gleich zur Tragödie in fünf Akten. Ein bisschen Humor und Selbstironie können Wunder wirken. Und Perfektionismus ist ohnehin eine Illusion.

Tolle Leistung!

Dass wir in einer leistungsorientierten Gesellschaft leben, ist keine Neuigkeit. Aber was macht der ständige Leistungsdruck aus uns und wo hat er seine Wurzeln?

Dahinter stecken gesellschaftliche Konventionen, ein Wertesystem, das vorgibt, dass der Mensch Herausforderungen braucht, an seinen Aufgaben wächst, Anstrengungen für etwas Positives hält und Müßiggang für verwerflich. Also rackern sich die Leute ab, lassen sich im Beruf eine Aufgabe nach der anderen aufhalsen, arbeiten 60 Stunden die Woche und sind sogar stolz darauf, wenn sie selbst in ihrer Freizeit noch an den Job denken. Und das soll glücklich machen? Leben wir wirklich, um zu arbeiten?

Natürlich kann ein bisschen Stress gesund sein, entscheidend ist die Art. Psychologen unterscheiden zwischen *Eustress* und *Distress*: Fußballer, die etwa vor dem WM-Finale in der Kabine sitzen und sich auf das Spiel vorbereiten, Spannung und Konzentration aufbauen und dadurch alle störenden Einflüsse von außen ausblenden, haben den positiven Eustress. Jemand, der permanent unter der Fuchtel seines Kalenders steht, von Termin zu Termin hetzt und sich womöglich nicht einmal die Zeit für eine anständige Mahlzeit nimmt, der leidet unter Distress. Wie oft kommt das vor? Die Frage können Sie wahrscheinlich besser beantworten, wenn Sie ehrlich sind. Da dient als Mittagessen schnell ein Döner oder 'ne Currywurst; zwischendurch schiebt man sich ein Sandwich oder einen Schokoriegel in den Mund, von dem man hinterher gar nicht mehr weiß, wie er eigentlich geschmeckt hat, weil man mit seinen Gedanken ganz woanders war.

Ein derartiger Lebensstil, bei dem meistens der Job und negativer Stress im Mittelpunkt stehen, führt fast zwangsläufig zu Depressionen oder Burn-out.

Logischerweise haben Menschen, die unter Burn-out leiden, kaum noch ein Gespür für ihre Bedürfnisse, für ihr Wohlergehen, ihre Grenzen. Es fällt ihnen schon schwer, einfach mal eine Minute lang dazusitzen und zu schweigen; die Stille wirkt für sie bedrohlich. Mein Vorschlag, sich bei schönem Wetter auf eine Bank im Park zu setzen, die warmen Strahlen der Sonne auf dem Gesicht zu genießen und einmal absolut nichts nebenher zu tun, stößt bei den Betroffenen zunächst auf völliges Unverständnis. Bis sie es dann tatsächlich tun – und so einen Hauch von dem spüren, was man allgemein als Lebensqualität bezeichnet.

Ich hatte einmal einen Klienten, der durch seine Managertätigkeit unter der Woche 500 Kilometer von seiner Frau und

seinen pubertierenden Kindern entfernt wohnte. Und das, obwohl seine Frau gerade mit dem dritten Kind schwanger war! Seinen Job hat er klasse gemeistert, das Unternehmen saniert und Millionen kassiert. Was das Lieblingsschulfach seiner Kinder war, davon hatte er jedoch keine Ahnung!
Ist so etwas wirklich erstrebenswert?
Ich sage: Wir sollten Abstand nehmen von einer Gesellschaft, in der man etwas leisten muss und uns zu einer Gesellschaft entwickeln, in der man sich etwas leisten DARF! Nämlich Freizeit.

Das Wichtigste im Leben

Was ist das Wichtigste in Ihrem Leben? SIE sind es! Ihr eigenes Wohlergehen, die Tatsache, dass es Ihnen gut geht!
Denn nur, wenn es Ihnen gut geht, wenn Sie zufrieden und ausgeglichen sind, können Sie Ihre Fähigkeiten optimal zum Wohle anderer einsetzen.
Nein, das ist kein Egoismus, höchstens ein gesunder – und der ist die Grundvoraussetzung für einen gelungenen Altruismus. Selbstzufriedenheit ist wichtig. Kramen wir unser Licht doch ruhig einmal unter dem Scheffel hervor und lassen es leuchten.
Ignorieren Sie die gesellschaftliche Attitüde, dass man sich selbst nicht so wichtig nehmen sollte! Wer bitte soll Sie denn wichtig und ernst nehmen, wenn nicht Sie?
Seien Sie Ihr eigener Wertemaßstab in Ihrer Freizeit. Überlegen Sie sich genau, worin Ihre momentanen Bedürfnisse liegen. Brauchen Sie das neue ultramoderne Smartphone wirklich oder wollen Sie es nur aus Statusgründen haben?
Gehen Sie sorgsam mit sich um. Das ist der beste Weg, psychisch ausgeglichen und stabil zu bleiben. Auch da helfen

manchmal Kleinigkeiten. Der Deutsche wartet im Supermarkt beim Einkauf durchschnittlich sieben Minuten an der Kasse, bis er endlich drankommt. Kein Mensch wartet gerne. Die meisten gucken nervös an den Anfang der Schlange, vergleichen, ob es an der Nachbarkasse doch schneller gegangen wäre – nach Murphys Gesetz ist das in der Regel der Fall – regen sich innerlich tierisch darüber auf, wenn jemand erst einmal seine Einkäufe eintütet und verpackt, ehe er beginnt, in Seelenruhe nach seiner Brieftasche zu kramen und die 73 Cent Kleingeld im gefühlten Zeitlupentempo zusammenklaubt.
Dabei kann einem das alles egal sein, wenn man einen spannenden Krimi dabei hat und zwei, drei Seiten weiterlesen kann ... Mein Tipp: Genießen Sie die so entstehenden Pausen. Letztendlich haben Sie hierdurch doch endlich ein bisschen Zeit zum Durchatmen!

Der Zwang zum Glück

Wir leben in einer Gesellschaft, die uns vorgaukelt, dass jeder von uns alle Möglichkeiten besitzt, um etwas aus seinem Leben zu machen und zufrieden zu werden. Jeder kann (theoretisch) den Beruf ergreifen, den er möchte, und heiraten, wen er liebt; wir leben in einem freien demokratischen Staat, der uns alles ermöglicht.
Abgesehen davon, dass das in der Praxis wohl doch eher fraglich ist, ergibt sich hieraus eine weitere Bürde für den Einzelnen: der Zwang zum Glücklich-Sein! Jeder ist seines Glückes Schmied, heißt es so schön. Wer seine Träume nicht verwirklicht, ist selbst schuld; wer unzufrieden ist, wer sich fragt, warum er überhaupt auf diesem Planeten weilt, soll das gefälligst ändern, schließlich hat er alle Möglichkeiten dazu.

Aber sagen Sie das einmal einem über 50-jährigen Familienvater, der seine Arbeit verloren hat, das noch nicht abbezahlte Häuschen verkaufen muss und nur noch Aussicht auf Hartz IV hat!
Es liegt eben nicht immer nur an uns selbst, wenn wir unzufrieden sind. Wenn man sich das klarmacht, dann fällt es auch leichter, Niederlagen zu ertragen oder Schicksalsschläge wegzustecken. Nicht immer sind wir für unser eigenes Wohlergehen verantwortlich. Und deswegen können wir uns ruhig hin und wieder herausnehmen, mal so richtig loszuwettern: über den Staat, die Gesellschaft, die Politiker … Was auch immer uns einfällt: Es herauszuschreien, kann sehr reinigend sein. Versuchen Sie's!

Die Konsequenz der Inkonsequenz

»Wir müssen konsequent nach vorne schauen.« – Und keine Seitenblicke werfen auf das, was da noch Überraschendes am Wegesrand liegen könnte.
»Wir müssen das konsequent zu Ende denken.« – Und den Freigeist in unserem Denken an die Fesseln legen.
»Wir müssen unseren Weg konsequent vorangehen.« – Und damit den Karren womöglich mit voller Wucht gegen die Wand fahren.
Was für ein Quatsch, dieses Wörtchen »konsequent«!
Ich ernte immer mitleidige Blicke, wenn ich mich als konsequent-inkonsequent bezeichne. Entweder heißt es dann, ich sei ein Fähnchen im Wind, oder aber, dass ich alles so hindrehen würde, wie es mir in den Kram passt.
Richtig. Letzteres ist exakt meine Strategie. Warum auch nicht? Ich bin ein Mensch. Genauso, wie ich heute Appetit auf einen fetten Schweinsbraten haben kann und morgen auf

eine zarte Forelle, ändern sich auch meine Ansichten je nach meiner Stimmung. Das ist es doch, was das Mensch-Sein ausmacht: dass wir nicht andauernd gleich gestimmt sind. Manchmal ist das ganze Wochenende im Eimer, wenn meine Lieblingsfußballmannschaft verloren hat, manchmal kratzt mich das überhaupt nicht. Der Mensch ist inkonsequent! Gucken Sie sich die Interviews mit Politikern nach den Wahlen an. Egal wie's ausgegangen ist – jeder ist immer der Sieger. Probieren Sie es doch einfach auch mal aus, entdecken Sie sozusagen den Politiker in sich ... Sie werden feststellen: Das Leben kann so schön sein!

Zu guter Letzt: Greulix und Grautvornix – Eine persönliche Geschichte

Wissen Sie, warum ich Psychologie studiert habe? (Mal abgesehen davon, dass mich das Fach, das sich ja irgendwie damit beschäftigt, wie Menschen so ticken und warum, interessiert hat ...)

Mein Hauptgrund dafür war die Tatsache, dass ich eigentlich keine Psychologen mag. Persönlich hatte ich immer den Eindruck, dass die sich nur deshalb mit der Materie »Psychologie« beschäftigen, weil sie Macht über andere Menschen haben und ihre eigene Schwäche durch Pseudo-Fachwissen kompensieren wollen. Oder: Sie wollen sich selbst therapieren! Dieser Eindruck wurde nicht nur während meines Studiums, sondern auch danach immer wieder bestätigt.

Andererseits habe ich aber auch viele äußerst professionelle Vertreter dieser Zunft kennen gelernt, die ihr ganzes Wissen und ihre Fähigkeiten in den Dienst des Wohles ihrer Klienten stellen.

Krisen erlebt jeder Mensch ab und an in seinem Leben. Das

Leben ist ein ständiges Auf und Ab. Auch Psychotherapeuten und Psychologen wissen das aus eigener Erfahrung.

Zum Abschluss dieses Buches möchte ich die Geschichte meiner eigenen Krise erzählen – einer Krise, die mich an den Rand des Selbstmordes gebracht hat, die ich aber trotzdem, mit Hilfe von Freunden und durch Anwendung einiger therapeutischer »Tricks« überstanden habe.

Es war im Frühjahr des Jahres 1986. Ich stand gerade in einem großen Supermarkt beim Einkaufen, als mich urplötzlich ein Gefühl aus dem Nichts übermannte. Panik, Herzrasen, innere Unruhe. Ich hatte etwas Ähnliches schon ein einziges Mal zuvor erlebt; allerdings hatte ich da in einem Anflug von jugendlichem Leichtsinn eine »bewusstseinserweiternde Substanz« eingenommen ... Ich ließ alles liegen und stehen und rannte aus dem Markt. Nach Hause.

Ich versuchte, mich abzulenken, aber nichts half. Es war ein Gefühl, als würde die Welt um mich herum überhaupt nicht wirklich existieren, sondern nur in meinem Kopf bestehen. Es war, als wäre ich der einzige Mensch im ganzen Universum und mein ganzes Leben nur ein ausgedachtes Retortenleben.

Als die Panik dann etwa nach zwei Stunden nachließ, machte sich ein völlig neues, mir ganz unbekanntes Gefühl in mir breit: ein grenzenloses Verlassen-Sein. Ich fühlte mich wie ein kleines Kind, das völlig hilflos in der Welt steht. Als hätte sich alles und jeder von mir abgewandt! Dieses entsetzlich-beängstigende Gefühl hielt dann etwa eine halbe Stunde an.

Danach schien wieder alles normal zu sein, doch es war noch nicht vorbei. Ich hatte solche »Anfälle« plötzlich jeden Tag. Sie kamen aus dem Nichts und waren nach zweieinhalb Stunden wieder verschwunden. Panik, Unruhe, innerer Stress, die Welt in meinem Kopf, absolute Verlorenheit.

So ging das zwei ganze Wochen lang. Ich konnte keine Minute

alleine sein, so voller Angst war ich. Vor der Panik, dem Alleinsein, dem Verloren-Sein. Und ich danke noch heute meinem Freundeskreis für den grenzenlosen Beistand in dieser Zeit.

Als mich so ein Anfall einmal mitten in der Nacht überkam, hielt ich es nicht mehr aus und rief einen Psychiater-Freund an, der 20 Minuten später vor der Tür meines Studentenappartements stand. Er begann nun, unser gelerntes Wissen anzuwenden. »Wie sieht denn der Teil aus, der dir dieses schreckliche Gefühl schickt, und was will er damit Positives bewirken?«

Ja, ich weiß: Für viele ist das eine sonderbare Frage – auch ich hatte bisher nur theoretisches Wissen zu einem solchen Vorgehen. Aber das war mir egal, ich griff nach jedem Strohhalm. Von einer Haschpsychose oder so genannten Flash-Erlebnissen, bei denen die Erfahrungen, die in Verbindung mit Drogenkonsum gemacht werden, irgendwann später auch ohne Drogen auftreten, hatte ich damals noch nichts gehört. Also ließ ich mich auf die Frage meines Freundes ein.

Augenblicklich erschien vor meinem geistigen Auge eine dicke, düstere, dunkelgraue Wolke – und hinter ihr die Umrisse eines Gesichts! Ein Gesicht aus einem Comic. Das Gesicht von Greulix, einer ziemlich widerlichen Figur aus einem Asterix-Band.

Seltsamerweise wusste ich aber gleichzeitig, dass das gar nicht Greulix war; er sah nur so aus! In Wirklichkeit war es eine ganz andere Figur aus den Asterix-Heften, nämlich der starke Grautvornix, dem es – Nomen est Omen – vor nichts graut.

Auf einmal überkam mich so etwas wie Zuversicht. Eine starke Comicfigur, die vor nichts Angst hat, schickt mir unter dem Pseudonym einer anderen garstigen Figur die schlimmsten Ängste, die ich mir nie hätte vorstellen können? Ein Teil von mir jagte mir dermaßen Angst ein. Warum? Mein Leben war doch in Ordnung. Ich war in Ordnung.

Oder doch nicht?
Ich ließ den Zweifel zu.
Noch einmal die Frage meines Freundes: »Was will er Positives erreichen?«
Und dann hörte ich die Antwort in meinem »geistigen« Ohr. Ein ganz einfacher Gedanke. »Komm endlich runter von deinem Elfenbeinturm und fang an zu leben!«

Ich muss dazu kurz schildern, was für eine Person ich zu dieser Zeit war. Klar, ich ging manchmal in Diskotheken und hatte etwas Spaß am Alltag. Die meiste Zeit beschäftigte ich mich aber mit Philosophie und Psychologie. Das reale Leben – der Genuss eines Fußballspiels oder eines heiteren Abends unter Freunden OHNE irgendwelche philosophischen Diskurse – war mir viel zu banal. Ich trank keinen Tropfen Alkohol. Nicht einmal Bier schmeckte mir.
Ich war entrückt.

Also habe ich im Laufe des nächsten halben Jahres strikt auf den kleinen Grautvornix in meinem Kopf gehört, der mir ab und zu ins Ohr geflüstert hat: »Geh heute Abend mal Billard spielen.« »Trink mal ein Bier.« »Spiel mal wieder ›Mensch ärgere dich nicht‹.« »Geh spazieren und guck dir den Sonnenuntergang an.« »Schenk X mal Blumen – am besten selbst gepflückte.« »Hör jetzt auf zu lesen, du hast dir für heute genug dein Hirn gewunden mit philosophischen Theorien.«
Egal, was er mir eingeflüstert hat, ich habe es getan. Einmal weckte er mich um Mitternacht und forderte: »Los, setz dich ins Auto und fahr kurz nach Starnberg.« Idiotisch, aber ich hab's gemacht. Auch wenn ich bis heute nicht weiß, was das sollte.
Er hat mir auch empfohlen, mal wieder ein bisschen Sport zu treiben (zu meiner Schulzeit war ich ein Allround-Sportler,

seit Aufnahme meines Studiums hatte ich höchstens ein paar Stunden Squash gespielt). Also setzte ich mich aufs Fahrrad. Das hatte während meiner Panikattacken auch schon geholfen.
(Ist auch ganz klar, warum: Panikattacken kommen aus dem Nichts, scheinbar grundlos. Bewegt man sich dann, rennt einfach los oder tritt in die Pedale, geht der Kreislauf 'rauf und das Gehirn hat plötzlich eine Erklärung für den hohen Blutdruck und die Schweißausbrüche – alles ist normal, die Panik verschwindet. Ich empfehle das Angstpatienten auch immer wieder. Es ist zwar zunächst nur Symptombekämpfung, aber dennoch für den ersten Moment ziemlich hilfreich.)

Ein halbes Jahr später waren meine Angst und meine Verlorenheit vollkommen verschwunden. Stattdessen hatte sich etwas anderes aufgetan, etwas für mich ehemals rein rationalen Menschen völlig Neues und Faszinierendes: die Welt der Intuitionen! Und die hat mir seitdem sowohl privat als auch beruflich unschätzbare Dienste geleistet.

Danke, liebe Spiegelneuronen.

Danke

Neben den Spiegelneuronen gibt es auch einige Menschen, denen ich an dieser Stelle »Danke« sagen möchte. Einige von ihnen sind mir bei der Entstehung dieses Buches hilfreich zur Seite gestanden, andere wiederum waren es, die mich in meinem Leben geprägt und somit sozusagen mit-befähigt haben, dass ich dieses Buch überhaupt schreiben konnte. Mit diesen möchte ich beginnen.

Ich will nicht bei Adam und Eva anfangen, aber doch bei meinen Großeltern Franz und Käthe Petermann. Ihnen bin ich unendlich dankbar für ihre Erziehung und vor allem das Ausformen meines Selbstwertgefühls. Meinen Eltern Lothar und Traudl Buchner bin ich ebenso unendlich dankbar für die uneingeschränkte Unterstützung, die sie mir bei allen Wegen und Umwegen in meinem Leben haben zuteilwerden lassen. Meiner Mutter darüber hinaus auch für ihre Didaktik- und Pädagogik-Gene, die mir in meiner Arbeit gerade mit jungen Menschen immer wieder zugutekommen.

Während meines Studiums hatte ich drei Lehrer, die meinen Standpunkt in der Psychologie und Psychotherapie geprägt haben: Da ist zum einen Claus-Christian Schroeder, der als Dozent an der Münchner LMU den Mut besessen hat, in seinen Vorlesungen Grenzen zu überschreiten und neue Wege des Denkens einzuschlagen. Vieles von dem, was ich bei ihm gelernt habe, steckt nun in diesem Buch, und ohne ihn hätte ich die komplexe Philosophie Jean-Paul Sartres sicher nicht so leicht verstanden. Ich möchte jedem an Psychologie, Philosophie, Soziologie und dem Leben Interessierten seine Website empfehlen: www.mp3-kolleg.

Zum anderen ist da Heiner Keupp, dem es als Lehrstuhlinhaber und Professor für Sozialpsychologie ein großes Anliegen war, seine Studenten zu fördern und ihnen die Möglichkeit zu

geben, ihre Talente zu entdecken und zu entfalten. Er hat immer großen Wert auf einen konstruktiven Dialog gelegt und sich dabei auch mit Meinungen auseinandergesetzt, die von den gängigen Lehrmeinungen abwichen.
Der Dritte im Bunde war Thies Stahl, der meinen psychotherapeutischen Ansichten eine entscheidende Form gegeben hat. Respekt, Empathie und Kreativität waren dabei die Säulen seines Handelns.

Die zweite Gruppe, bei der ich mich bedanken möchte, hat aktiv am Entstehungsprozess dieses Buches mitgewirkt.
Ganz am Anfang stand dabei Petra Schwarz, ohne deren Hinweise ich den ganzen Entwicklungsprozess völlig falsch angefangen hätte.
Vielen Kollegen und Kolleginnen danke ich für wertvolle Einblicke in die Ausbildung zum psychologischen Psychotherapeuten und in das Alltagsleben von Kassentherapeuten.
Meinem Freund seit Schultagen Raimund Steber möchte ich danken für ebensolche Einblicke in die Ausbildung zum ärztlichen Psychotherapeuten sowie den Klinikalltag. Darüber hinaus natürlich auch für seine jahrzehntelange Freundschaft und die zahlreichen Diskussionen und Gespräche, die wir bei manchem Glas Rotwein hatten.
Dora Weicker hat mir die Studie besorgt, die bewirkte, dass die Psychoanalyse von den Kassen bezahlt wird. Vielen Dank, denn ich hasse den Betrieb in Großbibliotheken.
Sylvia Habighorst danke ich nicht nur dafür, dass sie mir als meine »Privatlektorin« während des Schreibprozesses jederzeit zur Seite gestanden ist, sondern auch für ihre Kritik und ihre Auseinandersetzung mit der Thematik dieses Buches. Außerdem natürlich für das gnadenlose Streichen von so manchen Füllwörtern, zu denen ich leider neige. Und letztendlich einfach dafür, dass es sie gibt!

Ohne Thomas Schmitz und sein Team vom Gütersloher Verlagshaus würde es das Buch, so wie es jetzt vorliegt, nicht geben. Er hat meine Idee in die richtigen Bahnen gelenkt; ohne seine kritischen Fragen und Anmerkungen würde sich mein Buch heute wohl anders lesen. Noch nie habe ich jemanden erlebt, der Kritik so in Lob verpacken kann. Meine Lektorin Hannah Blut hat es dann geschafft, in die Seele meines Textes einzutauchen und ihm den richtigen Feinschliff zu verpassen. Ich hätte nie gedacht, dass das Lektorieren eine solche Multitasking-Fähigkeit erfordert.

Unbekannterweise möchte ich auch Ralf Caspary danken, dessen Buch »Alles Neuro? Was die Hirnforschung verspricht und nicht halten kann« genau zum richtigen Zeitpunkt erschienen ist und mir so die ein oder andere an Recherchearbeit erspart hat.

Euch allen ein herzliches »Danke«.